PRÉCIS

DU

MODE D'ACTION

DES

EAUX MINÉRALES

DE PLOMBIÈRES,

DANS LE TRAITEMENT DES MALADIES CHRONIQUES.

PAR LÉOPOLD **TURCK**, MÉDECIN A PLOMBIÈRES,
MEMBRE DE PLUSIEURS SOCIÉTÉS SAVANTES ET PHILANTROPIQUES.

PLOMBIERES,

CHEZ H. HÉRISSÉ, LIBRAIRE.

1828.

A MON FRÈRE ET MON AMI

A. TURCK, D. M. A NANCY,

ET

A MON AMI

PERRIN, AVOUÉ A LA COUR ROYALE

DE NANCY.

L. Turck.

AVANT-PROPOS.

Plombières est une petite ville de 15 à 16,000 ames, située dans une vallée étroite et profonde, sur les bords d'un ruisseau torrentueux, nommé l'eau-gronne, à l'extrémité méridionale du département des Vosges.

On ignore quel en fut le fondateur et à quelle époque ses eaux commencèrent à être fréquentées. L'histoire n'en fait mention, pour la première fois, que vers la fin du 13.e siècle; alors elle n'avait aucune organisation communale. La portion située à droite de la rivière dépendait de Belle-Fontaine; le reste, connu aujourd'hui sous le nom de Bandajol, faisait partie de la commune du Val-d'Ajol, et n'en fut séparé qu'à la révolution.

Dans ces temps anciens et jusqu'à la fin du 17.e siècle, le premier mai de chaque année, on entourait les bains avec les fleurs de la saison, et à cause de cet usage les Allemands, qui plus que toute autre nation, fréquentaient alors nos eaux, les nommèrent bains abondans en fleurs, ou dans leur langue *blum bers baden*; d'où, par corruption les Français ont fait bains de Plombières. Tel est du moins l'étymologie la plus probable du nom de notre ville. C'était sans doute à la divinité protectrice de nos eaux que les habitans adressaient cet hommage. Cette fête, belle de simplicité, semble déceler une origine plus ancienne que le moyen âge, elle n'a rien du moins de sa barbarie, elle est toute à la reconnaissance.

Nous avons à Plombières cinq établissemens de bains : le bain des dames, le grand bain, le bain tempéré, le bain des capucins et le bain royal. Nous avons en outre deux étuves ; celle de l'enfer qui fait partie du bain royal, et l'étuve Bassompierre ; la fontaine du crucifix, plusieurs fontaines d'eau, dite savonneuse, et la fontaine ferrugineuse.

Le bain des dames appartenait aux chanoinesses de Remiremont, depuis la fin du 13.e siècle. Elles le firent reconstruire de 1733 à 1736. C'est aujourd'hui un beau pavillon dans lequel sont réservés des logemens destinés aux malades. Ce bain est maintenant la propriété de M. Parisot ; il est situé en haut de la grande rue de Plombières, sur la rive gauche de l'eau-gronne, deux sources thermales l'alimentent ; elles sortent du rocher sur lequel s'appuie une partie du bâtiment. Ces sources ont une température de 42 degrés Réaumur ; ce sont celles que les Suisses préfèrent avec raison pour les boire. Plus chaudes que la fontaine du crucifix, leur eau se digère plus facilement dans beaucoup de cas, et elle jouit, à raison de sa température, de propriétés médicales plus puissantes.

Ces fontaines se rendent dans deux bassins, dont l'un, à 28 degrés Réaumur, sert aux personnes qui ne répugnent point à se baigner en commun ; l'autre, beaucoup plus chaud, est le réservoir dans lequel on puise l'eau nécessaire pour les douches ascendantes et descendantes qui se donnent dans des cabinets ménagés au pourtour du bain, ainsi que pour les nombreuses baignoires distribuées dans d'autres cabinets, et dans trois salles contigues dans cet établissement. Cette eau, trop chaude pour le plus grand nombre des baigneurs, est tempérée au besoin par de l'eau savonneuse que fournit en abondance une des fontaines de ce bain.

Le bain des dames est de la plus grande utilité aux malades qui habitent la partie supérieure de la ville. C'est dans l'une de ses salles, la rotonde, que se baigne M. le docteur Valentin : on aime à entendre ce savant raconter ses longs voyages en Angleterre, en Amérique et en Italie; il a toujours de nombreux auditeurs, et tous sont reconnaissans des frais qu'il veut bien faire, pour que les malades qui se baignent à côté de lui, trouvent l'heure du bain moins longue.

Le grand bain ou bain des pauvres était très-vaste au commencement du 17.e siècle. Au rapport de Berthemin, médecin du duc Henri II, 600 personnes pouvaient facilement s'y baigner : ils y grenouillaient, dit-il, pour la plupart depuis le matin jusqu'au soir.

Le seul bassin où l'on se baigne au grand bain est destiné aux pauvres de l'hôpital; il peut contenir 20 personnes. Il y a dans ce bain cinq douches et quatorze baignoires placées dans des cabinets de pierre de taille, au pourtour du grand bassin où puise la pompe à feu du bain royal. La principale source de ce bain a 49 degrés Réaumur.

Le bain tempéré, bâti sous le règne de Louis XV, vient d'être augmenté et embelli par les soins de mon savant ami M. le docteur Garnier, inspecteur actuel des eaux de Plombières. A la place d'un bassin unique circulaire, il y en a maintenant quatre dont deux sont destinés aux hommes et deux aux femmes. Cette disposition nouvelle permettra de varier la température du bain, avantage très-précieux. Ces quatre bassins seront, à ce que l'on dit, revêtus du beau marbre que mes amis, MM. Dutac, viennent de découvrir aux environs d'Épinal, et pour l'exploitation duquel ils ont monté un vaste établissement.

Autour de ces bassins il y a de beaux cabinets en pierre de taille, pour se baigner en cuve et prendre la douche ; les baignoires sont en cuivre.

Soixante personnes peuvent se baigner à-la-fois dans les bassins du bain tempéré, et 77 dans les baignoires du même établissement; il y a huit douches tant latérales que perpendiculaires et ascendantes.

Le bain des capucins, autrefois bain des lépreux, n'a qu'un bassin divisé en deux parties; dans l'une l'eau a orninairement de 29 à 30 degrés Réaumur; dans l'autre elle en a 33. C'est dans ce dernier bassin que se trouve le trou des capucins sur lequel les femmes vont prendre des bains de vapeur dans certains cas de stérilité. Quinze personnes peuvent se baigner à-la-fois dans chaque partie de ce bassin, trois peuvent s'y baigner en cabinet; il y a une douche latérale.

Le bain royal, commencé sous l'empire et terminé depuis le retour des Bourbons, a un bassin circulaire dans lequel quarante personnes peuvent se baigner à-la-fois; sa température est de 27 à 28 degrés Réaumur; vingt personnes peuvent se baigner à l'entour dans des baignoires.

On trouve dans cet établissement de beaux cabinets dans lesquels sont disposées trente-sept baignoires de cuivre; il y a en outre huit douches, tant latérales, qu'ascendantes et descendantes; ces dernières sont les plus fortes de Plombières. L'eau arrive dans chaque cabinet de bain, ainsi qu'au bain tempéré, par deux robinets en cuivre; l'un amène l'eau thermale, l'autre l'eau dite savonneuse. Il y a en outre dans chaque cabinet une sonnette pour que les malades puissent appeler les personnes de service.

C'est dans le bain royal que se trouve l'étuve de l'enfer; la source qui l'échauffe a 52 degrés Réaumur; à côté et au-dessus de cette étuve on a utilisé la vapeur de la source qui l'alimente, par d'autres étuves dans lesquelles on peut mettre une partie seulement ou la totalité du corps.

L'étuve de Bassompierre est située vers le haut de la grande rue de Plombières; à peu près en face du bain des dames, elle est appuyée contre les maisons des dames veuves Martinet (*) et Mignard. Quoique la source de cette étuve s'élève jusqu'à près de 50 degrés, cependant l'étuve est bien moins chaude que celle de l'enfer.

La fontaine du crucifix, autrefois source du chêne, est située au milieu et dans le fond des arcades; sa température est de 38 degrés Réaumur; elle n'est employée qu'en boisson.

Les deux principales sources d'eau savonneuse sont: l'une sur la seconde terrasse du jardin du bain royal, l'autre à l'entrée de la route de Luxeuil.

(*) Le mari de M.me Martinet était inspecteur des eaux de Plombières; on a de lui le seul ouvrage médical que l'on t ouve encore dans le commerce sur les propriétés de nos eaux. Cet ouvrage, quoique vieilli, sera toujours lu avec beaucoup d'intérêt et de fruit.

La fontaine ferrugineuse est située au milieu de la grand promenade, elle s'écoule dans l'eau-gronne.

Il n'entre point dans le plan de mon ouvrage de parler des beaux salons qui sont construits au-dessus du bain royal et du bain tempéré, non plus que des promenades si jolies et si variées, que l'on a ménagées dans les environs de Plombières; d'ailleurs, trop de personnes déjà ont décrit ces promenades pour que j'aie besoin de le faire. Je terminerai ce court avant-propos, en exposant l'opinion la plus vraisemblable sur la cause de la chaleur des eaux thermales.

M. Trétra, directeur des mines, a prouvé que l'intérieur de la terre est d'autant plus chaud que l'on s'enfonce davantage vers son centre, et il a constaté que cette élévation de témpérature est régulièrement d'un degré par 100 pieds.

M. Arago a confirmé ces recherches, en examinant le degré de température de l'eau fournie par les puits artésiens, eau qu'il a constamment trouvée d'autant plus chaude qu'elle venait de lieux plus profonds. Il résulte de là, qu'à une très-petite profondeur, relativement au diamètre du globe, la température doit être tellement élevée, que tout ce qui y est soumis se trouve en fusion: il est à peu près certain que ce sont des métaux (*).

(*) Les calculs des astronomes et des physiciens ont établi que le poids de notre globe était tellement considérable, que son intérieur devait être composé de substances cinq ou six fois plus lourdes que les terres et les pierres qui forment la couche extérieure. D'un autre côté les chimistes ont prouvé que ces pierres et ces terres ne sont que des cendres métalliques; d'où l'on a conclu que l'intérieur de la terre était composé de métaux non oxidés.

Représentez-vous maintenant une disposition du sol qui permette aux eaux pluviales de s'enfoncer profondément, vous les verrez revenir d'autant plus chaudes qu'elles auront pénétré plus avant, et qu'elles suivront dans leur retour, à la surface du globe, une direction plus perpendiculaire, vous aurez ainsi l'explication de la chaleur des eaux thermales.

L'étendue des tremblemens de terre, l'identité des laves que vomissent les volcans, viennent déposer encore en faveur de l'opinion que je viens d'exposer; cependant, quelqu'imposantes que soient les autorités qui l'apprécient, beaucoup de personnes sans doute se refuseront à l'admettre aussi long-temps que le trou de Maupertuis ne sera point creusé; mais, hypothèse pour hypothèse, les gens sensés la préféreront à toutes celles qui l'ont précédée.

PRÉCIS DU MODE D'ACTION DES EAUX MINÉRALES DE PLOMBIÈRES,

DANS LE TRAITEMENT DES MALADIES CHRONIQUES.

On a beaucoup écrit sur les Eaux minérales froides et chaudes, et des médecins d'un grand mérite se sont, à différentes époques, occupés de leur mode d'action sur le corps humain; mais comme, jusque dans ces derniers temps, la science n'avait pas encore de base, ne comprenant point la majestueuse simplicitéde la nature, on attribuait, à autant de causes différentes, les différens effets que produisent ces eaux: on leur accordait tout à-la-fois les propriétés les plus disparates. N'ayant aucune opinion arrêtée sur l'action de ces eaux, on ignorait les circonstances où elles sont nécessaires; on s'en rapportait, à cet égard, au plus aveugle empirisme, et au lieu de seconder leur effet, par tous les moyens que la médecine nous fournit aujourd'hui, on le combattait souvent de la manière la plus funeste.

Je vais, dans cette notice, m'occuper des eaux minérales chaudes et froides de Plombières. Après avoir exposé leur mode d'action sur l'économie en général je déduirai, de cette théorie, l'emploi le plus rationnel de ces eaux dans le traitement des maladies chroniques, contre lesquelles on peut en faire avantageusement usage. Ma clinique me fournira les moyens de réunir l'exemple au précepte.

Nous avons, à Plombières, trois espèces d'eaux minérales : l'eau thermo-minérale, l'eau savonneuse et l'eau ferrugineuse. L'eau thermo-minérale est inodore : suivant les sources où on la puise, sa température s'élève de 26 à 32 degrés Réaumur ou de 33 à 63 degrés centigrades. Elle contient par livre, d'après l'analyse de Vauquelin :

Carbonate de soude....	gr.	j	1/12
Sulfate de soude.......	gr.	j	1/6e
Hydrochlorate de soude,	gr.	o	5/8e
Carbonate de chaux....	gr.	o	1/4.
Silice................	gr.	o	2/3.
Matière animale (*)	gr.	o	13/24e

L'eau savonneuse est inodore comme l'eau thermale; sa température varie, suivant les sources, de 11 à 13 degrés Réaumur ou de 14 à 16, 50 degrés centigrades. Les substances qu'elle tient en dissolution la rendent légèrement visqueuse, et c'est à cette viscosité qu'elle doit son nom. L'eau savonneuse est minéralisée, comme l'eau thermale, par le carbonate, le sulfate et l'hydrochlorate de soude, le carbonate de chaux, la silice et la barégine, mais ces substances s'y trouvent en quantité moitié moins considérable.

(*) Cette dernière substance vient d'être nommée *barégine* par M. le docteur Longchamp, qui l'a rencontré pour la première fois dans es eaux de Barège.

Il n'y a qu'une source d'eau ferrugineuse à Plombières. Sa température est de 12 degrés Réaumur ou 15 degrés centigrades. Elle contient les mêmes sels que l'eau savonneuse; on y retrouve aussi la barégine, et elle dissout assez de carbonate de fer pour que ce sel lui donne une saveur ferrugineuse, désagréable au goût.

Mode d'action de l'Eau thermale.

Notre eau thermo-minérale agit et par la chaleur qu'elle communique au corps et par l'action qu'exercent sur lui les matières qu'elle tient en dissolution. Pour bien comprendre ces deux modes d'action, il est nécessaire de les étudier séparément. L'eau chaude appliquée à la surface du corps, l'excite d'autant plus que sa température est plus élevée et que la peau est plus impressionnable. La peau transmet cette excitation au cerveau, qui réagit lui-même sur les viscères, et notamment sur le cœur et l'estomac.

L'excitation que le cœur reçoit, dans cette circonstance, y fait affluer une plus grande quantité de sang; ce sang est porté principalement à la peau, dont il gonfle et rougit le tissu en en augmentant les secrétions, en raison de son affluence. Il a été puisé, par le cœur, particulièrement dans trois organes qui, outre d'autres fonctions, ont encore celle d'être des espèces de réservoirs dans lesquels le sang s'accumule et reste à la disposition du centre circulatoire, pour les besoins extraordinaires de l'économie.

Le foie, la rate et les poumons débarassés par l'action du bain, d'une grande partie du sang qu'ils contenaient, et qui, simple dépôt, n'était point nécessaire aux fonctions principales de ces viscères, diminuent par là l'irritabilité, et lorsque cette propriété inhérente à tous les tissus vivans, commençant à s'accroître au-dessus du degré nécessaire à l'entretien de la santé, le bain chaud peut parer à cette exaltation morbide.

Les poumons et le foie éprouvent encore, dans ce cas, un autre effet bien avantageux du bain chaud sagement administré. Ils sont chargés, par la nature, d'extraire, du sang, des produits désormais impropres à la nutrition (*). Ces produits sortent brûlés des poumons sous la forme de vapeurs et de gaz, tandis qu'ils sortent du foie liquides et encore combustibles.

La secrétion de ces produits exige nécessairement, de la part des poumons et du foie, une excitation, un travail proportionnés à cette secrétion : mais cette excitation, ce travail, augmentent toujours l'exaltation morbide des tissus qui les éprouvent, lorsque ces tissus deviennent le siége d'une inflammation; et le médecin qui parviendra à diminuer leurs fonctions dans ce cas, aura rempli cette indication bien importante.

Pour y parvenir, lorsque les saignées, la diète et

(*) Les reins ont à remplir des fonctions analogues. Ils paraissent spécialement chargés de séparer du sang les substances trop animalisées, telles que le muriate le phosphate d'ammoniaque, différens autres sels, et les élémens de l'acide urique, de l'urée, etc. La pathologie fournit les preuves les plus multipliées des étroites connexions qui existent entre les fonctions des reins et celles de la peau, des poumons, du foie et du tube intestinal. Espérons que plus tard l'anatomie comparée reconnaîtra les lois de ces rapports.

d'autres moyens de la thérapeutique n'auront pas été suffisans, le bain chaud sera on ne peut pas plus convenable ; car, en appelant le sang à la peau, il n'en débarrasse pas seulement les poumons et le foie, il fait encore remplir leurs fonctions par un autre organe, par la peau, qui jouit de propriétés analogues aux leurs. En effet, il s'opère dans son tissu une respiration véritable, d'autant plus abondante que le sang s'y porte en plus grande quantité. Cette respiration est la seule qui existe chez les animaux du plus bas étage. L'anatomie comparée et l'anatomie pathologique prouvent qu'elle est ordinairement en raison inverse de la respiration pulmonaire et de la secrétion de la bile, d'où il suit nécessairement que plus elle aura d'activité sans sortir toutefois de l'état physiologique, plns les poumons et le foie auront de calme. Faisons observer encore que la respiration cutanée, produit de l'acide carbonique comme les poumons, et une substance grasse comme le foie.

Que d'autres organes tels que l'estomac, les intestins, les reins, la vessie, les glandes lymphatiques, les nerfs ou les muscles, se trouvent aussi sur-excités, le bain chaud pourra parer encore à cette exaltation morbide, en déterminant un afflux de sang à la peau, aux dépens de celui qui se portait en trop grande quantité dans l'un ou l'autre de ces organes.

Remarquons ici que le sang, qui, sous l'influence du bain chaud, afflue dans le système cutané, ne lui est pas fourni seulement par le moyen de la grande circulation, par l'intermédiaire du cerveau et du cœur, il lui arrive encore des capillaires sanguins, qui l'avoisinent; ces capillaires obéissent aux seules lois de l'excitation : entièrement affranchis de la dépendance du cœur, ils portent le sang qu'ils contienneut partout où dans leur voisinage s'exercent des stimulations.

Indépendamment du sang que le bain chaud fait affluer à la peau, il paraît que les liquides, qui se trouvent dans les cavites viscérales et dans tout le reste de l'économie, peuvent encore, sous son influence, traverser les tissus qui les contiennent et se porter plus ou moins au dehors.

C'est sur cette loi qu'était fondé un des supplices de la torture, l'injection d'une énorme quantité d'eau dans l'estomac, eau qu'un feu ardent faisait évaporer en quelques minutes, par la transpiration, lorsque l'estomac, prêt à se rompre, faisait craindre aux bourreaux une mort trop prompte pour leurs victimes.

C'est en grande partie à cette propriété du bain chaud que l'on doit attribuer la constipation qu'éprouvent la plupart des malades, qui se baignent dans nos eaux, quoique chez plusieurs cette constipation reconnaisse encore une autre cause, ainsi que nous le verrons plus tard.

Indépendemment de tous ces phénomènes, le bain chaud en développe encore d'autres, auxquels il faut faire une sérieuse attention. La peau que nous avons vu tout à l'heure, par une véritable respiration, extraire du sang des substances brûlées (acide carbonique et eau) et combustibles (matière grasse de la transpiration), jouit encore de la propriété d'absorption, et elle l'exerce assez énergiquement, lorsqu'elle est plongée dans l'eau chaude pour augmenter beaucoup la secrétion de l'urine et la perspiration aqueuse pulmonaire.

Mais lorsque l'irritation morbide d'un organe est portée à un degré plus élevé que l'action sympathique de la peau sur cet organe, par l'influence du bain chaud, alors l'excitation produite par le bain peut se partager entre la peau et l'organe malade, ou bien, ce qui est plus malheureux encore, elle peut se réfléchir toute entière de la peau dans l'organe souffrant.

Le bain chaud, trop prolongé ou trop chaud, peut déterminer aussi une irritation morbide du cerveau, sous l'empire de laquelle le cœur violemment surexcité, produit une congestion cérébrale ou s'hyperthrophie. Mais le médecin prudent doit éviter ces écueils; il étudie la sensibilité des malades, et y proportionne la température du bain dont il seconde l'action, par tous les moyens que j'indiquerai plus tard.

Quelle qu'énergique que soit l'action médicatrice du bain chaud, elle n'a qu'une durée plus ou moins bornée, à la suite de laquelle on éprouve généralement un sentiment de faiblesse proportionnée à l'intensité de l'action du bain; souvent cette faiblesse en contre-indique totalement l'emploi, alors que sans elle il serait le remède le plus convenable. Le bain chaud a un autre inconvénient encore; c'est qu'après sa durée il y a souvent une réaction des viscères sur la peau, réaction proportionnée à l'influence que la peau a exercée sur eux pendant le bain, et dès-lors nullité d'effets ou effets nuisibles.

Dans ces deux cas, que l'on ait à redouter la faiblesse du malade, ou la réaction des viscères sur la peau après la cessation du bain, ne remplit-on pas les indications les plus positives, si l'on parvient à entretenir l'excitation de la peau, quand elle n'est plus plongée dans l'eau chaude? C'est le résultat que produisent les eaux minérales. Leurs sels absorbés par la peau, y entretiennent une excitation durable, qui soutient et continue l'effet du bain, et produit souvent ainsi les cures les plus étonnantes.

Mais remarquons ici que des eaux très-minéralisées employées chez des malades très-susceptibles, où chez lesquels l'affection morbide est trop ancienne pour qu'une forte révulsion puisse l'enlever instantanément, peuvent produire tous les fâcheux effets du bain chaud en pareilles circonstances, et seulement à cause de leur trop grande minéralisation; c'est pour cela que l'on disait autrefois de ces eaux très-minéralisées, qu'elles guérissaient ou qu'elles tuaient.

Les progrès récens de la médecine, progrès principalement dus à l'illustre Broussais, mettent les malades et les médecins à l'abri d'une si dangereuse alternative; mais cette alternative n'est point à redouter à Plombières; les eaux n'y sont minéralisées qu'autant qu'il le faut pour entretenir l'action du bain; et si elles causent parfois des accidens, ce n'est point à leur degré de minéralisation qu'on le doit, mais seulement à la négligence que l'on a apportée à proportionner leur température à la sensibilité du malade; négligence bien coupable, mais que ne commet jamais le médecin éclairé et consciencieux.

Ce que je viens de dire suffit pour établir, d'une manière générale, le mode d'action de notre eau minéro-thermale appliquée en bains. Lorsqu'on l'administre sous forme de douche, elle produit des effets analogues mais plus énergiques; elle agit souvent aussi en modifiant, par une excitation quelquefois très-forte, la sensibilité des organes sur lesquels on la reçoit, et en les ramenant par une perturbation violente à l'état physiologique. Administrée en bains de vapeur, où étuve, notre eau thermo-minérale, agit plus violemment qu'en bains et en douches (*), mais son mode d'action est toujours à-peu-près pareil.

Nous allons maintenant examiner ses effets sur le tube intestinal, lorsqu'on la boit ou qu'on l'injecte dans les gros intestins, à l'aide de la douche ascendante.

Introduite dans l'estomac, notre eau minéro-thermale a un mode d'action analogue à celui que nous lui avons reconnu lorsqu'elle est appliquée sur la peau; mais la différence qui existe entre ces organes, en établit dans les modifications qu'ils peuvent éprouver, il est nécessaire d'apprécier rigoureusement ces modifications.

L'eau thermo-minérale agit sur le tube digestif comme sur la peau, par sa température et par les substances qu'elle tient en dissolution. Introduite dans l'estomac, cette eau le stimule d'autant plus qu'il est plus irritable, et-qu'elle même a une température plus élevée. Sous l'influence de cette excitation l'estomac, déve-

(*) Je ne veux parler ici que des douches et des bains chauds, qu'il faut bien distinguer douches et des bains très-chauds, beaucoup plus énergiques que des bains de vapeur de même température.

loppe plusieurs sympathies; il réagit sur le cœur et active la circulation; la peau s'échauffe, la transpiration s'accroît, ce qui souvent est du plus heureux effet. La circulation activée, il arrive d'autant plus de sang dans l'estomac, qu'indépendamment de celui que lui fournit le cœur, il en reçoit encore de la rate et de tous les capillaires sanguins qui l'avoisinent, toujours en proportion de l'excitation produite par l'eau minérale. Ce sang soumis à l'action de la muqueuse stomacale est en partie décomposé; et il fournit à une secrétion (*) plus abondante de suc gastrique.

La stimulation se propageant aux intestins grèles, au pancréas et au foie, le sang s'y porte, comme dans l'estomac, en quantité proportionnée à cette stimulation. Les intestins secrètent alors plus de mucus, le foie plus de bile, le pancréas plus de suc pancréatique. De tous ces phénomènes, il résulte une digestion gastro-duodénale plus prompte et une excitation du reste du tube intestinal qui, mettant en jeu la première de toutes les fonctions, peut-être, l'absorption, ne laissant, du bol alimentaire, que les substances absolument insolubles, détermine la constipation que l'on remarque si fréquemment chez les personnes qui font usage des eaux de Plombières; on se souvient que cette constipation est également aumentée par l'action du bain chaud.

(*) Les belles expériences de Tiedman et de Gmelin ont prouvé, entre autre chose, que le suc gastrique, est d'autant plus acide, que la stimulation exercée sur l'estomac est plus forte. Avant leur savant travail, les médecins physiologistes avaient déjà constaté que les aigreurs sont le produit d'une irritation morbide de l'estomac.

Sous l'influence de l'absorption, notre eau, introduite dans l'estomac, est bientôt entraînée hors du tube digestif. Une partie se mêle au sang et au chyle; mais elle est éliminée surtout par la transpiration cutanée et par la vessie. Cet organe, ainsi que le fait observer le savant professeur de Blainville, reçoit, par absorption, une quantité notable de sérosité péritonéale; il est probable que c'est sous cette forme que lui arrive la portion de notre eau qu'il entraîne si promptement hors de l'économie. Ce dernier effet est, ainsi qu'on le verra plus tard, un puissant moyen à opposer au catarrhe de la vessie et à la gravèle.

Si l'estomac et les intestins grêles sont trop impressionnables pour être avantageusement modifiés par l'action de l'eau chaude en boisson, alors le suc gastrique, au lieu de n'être secrété qu'en quantité propre à hâter une bonne digestion, est trop abondant et trop acide; la muqueuse intestinale excitée par lui et par l'eau minérale produit beaucoup trop de mucus. La bile et le suc pancréatique abondent par le même motif, alors l'absorption vicieusement augmentée, produit des constipations opiniâtres, ou n'étant plus en rapport avec l'abondance des secrétions, le devoiement à lieu. Ces accidens ont souvent les plus fâcheux résultats; ils peuvent produire des gastro-entérites intenses, augmenter beaucoup celles que nos bains, l'exercice et un régime convenable auraient facilement guéries; ils peuvent produire aussi de violentes réactions du tube intestinal, sur le cœur et le cerveau. Il est vrai de dire, que quelques personnes doivent à une aussi violente perturbation, une guérison solide; mais ces élus sont en trop petit nombre, pour qu'un médecin prudent les propose jamais pour exemple à ses malades.

Il me semble presqu'inutile de faire remarquer ici que l'action excitante de notre eau minéro-thermale, prise en boisson, est accrue de toutes les propriétés qu'elle doit aux substances qui la minéralisent.

Introduite, en douche ascendante, dans les gros intestins, elle détermine la sortie des fécès qu'ils contiennent, et elle agit sur leur muqueuse, ainsi que sur le reste de l'économie, comme un excitant d'autant plus énergique que sa température est plus élevée; elle produit souvent ainsi une bien utile dérivation. Là encore, elle est soumise à l'absorption; là encore, elle fournit à la vessie l'eau nécessaire pour étendre l'urine que lui envoient les reins, alors que les sels alcalins qu'elle contient rendent plus solubles les principes, qui dans l'urine font ordinairement le noyau des calculs.

Ce que j'ai dit des fâcheux effets de notre eau minéro-thermale, imprudemment employée en bains, en douches descendantes, en étuves et en boisson, s'applique encore à leur usage en douche ascendante, avec les modifications toutefois qui résultent de la différence des organes.

On prescrit encore l'eau de Plombières en douches utérines. Sous cette forme, elle convient parfaitement dans les cas d'atonie du vagin ou de la matrice, et dans certain cas de stérilité. Mais le médecin ne doit la prescrire qu'avec une connaissance parfaite de la sensibilité des organes sur lesquels on la dirige, et il doit en surveiller les effets, avec la plus scrupuleuse attention.

J'ai vu conseiller notre eau en douche utérine, dans des cas de squirre de la matrice et des ovaires; elle a toujours produit alors de fâcheux résultats.

Eau savonneuse.

De tout temps on a mêlé l'eau savonneuse à l'eau termo-minérale, pour abaisser la température de cette dernière, lorsqu'on l'emploie en bains ou en douches. On ne pourrait sous ce rapport que lui attribuer des propriétés négatives, si l'on ne savait qu'à raison de sa compostion chimique, elle peut produire une excitation salutaire; je m'en suis quelquefois avantageusement servi en l'employant en bains et en douches, saus mélange d'eau thermale. Elle agissait alors de la même manière que le bain froid, comme tonique ou antiphlogistique, suivant sa durée; mais son effet tonique était légèrement accru par sa minéralisation, qui d'un autre côté, apportait quelques obstacles à son effet sédatif.

Un grand nombre de malades en font usage en boisson; pour la digérer, sans peine, il est souvent nécessaire de la mélanger avec un sirop qui en relève la saveur, car cette eau est naturellement fade; ce qu'elle doit autant à sa composition chimique, qu'à sa température; elle devient ainsi une excellente tisanne pour la cure de beaucoup d'inflammations des reins et de la vessie; elle aide la sortie des *graviers* que contient trop souvent ce dernier organe; par ses sels alcalins et par sa masse, elle s'oppose à la précipitation de l'acide urique, bâse si fréquente des calculs urinaires; et en étendant l'urine, elle diminue l'action trop excitante que ce liquide exerce souvent sur la muqueuse vésicale.

L'eau savonneuse en boisson peut hâter beaucoup aussi la guérison des gastrites, chez les malades habitués à une nourriture et à des boissons très-stimulantes, qui suivent ici un régime doux, et remplacent par l'eau savonneuse le vin, le café et les liqueurs dont ils faisaient usage. Cependant je ne la conseille, dans ce cas, qu'aux personnes qui veuillent absolument boire de l'eau minérale, et auxquelles l'eau thermale ou l'eau ferrugineuse ne pourraient point convenir, administrées sous cette forme.

Eau ferrugineuse.

L'eau ferrugineuse de Plombières ne s'emploie guère qu'en boisson : c'est un excellent tonique, qui convient parfaitement dans les cas bien rares de faiblesse d'estomac.

Lorsqu'une croissance trop rapide, une habitation humide et sombre, une vie trop sédentaire, ou d'autres causes produisant les mêmes mauvais effets, ont laissé l'économie dans un tel état de faiblesse, que la menstruation ne peut s'établir chez les jeunes personnes, notre eau ferrugineuse, en excitant le tube intestinal, et par sympathie, le cœur et l'utérus, pourra produire les plus heureux résultats. Un régime doux et l'air si pur de nos montagnes la seconderont puissamment; mais avant de conseiller l'eau ferrugineuse, que le médecin fasse bien attention, d'abord à l'état des viscères, qu'il constate l'intégrité du tube digestif, qu'il ne néglige pas non plus l'examen, si important, dans ce cas, des organes de la circulation, et qu'en prescrivant un exercice inaccoutumé, il prémunisse soigneusement ses malades contre le danger des excès qui pourraient amener les plus fâcheux résultats.

Il me reste maintenant à examiner les différentes maladies pour la guérison desquelles nos eaux peuvent être avantageusement employées. Je parlerai d'abord de celles de la peau, ensuite j'exposerai les affections morbides du tube intestinal et de ses annexes; je passerai, de là, à l'examen des maladies des organes de la respiration et de la circulation; j'exposerai successivement celles des systêmes nerveux et locomoteurs, je terminerai ce tableau rapide par les maladies des appareils génitaux et urinaires.

Maladies de la peau, leur traitement par les eaux minérales.

La peau est exposée à une foule d'affections souvent très-difficiles à détruire; les plus communes sont les dartres, les clous ou furoncles et l'érysipèle (*). Ces maladies toutes inflammatoires peuvent être avantageusement traitées à Plombières, et trouver dans nos eaux une heureuse et puissante médication. Avant tout, le médecin devra s'informer des causes qui les ont développées; elles peuvent être dues au transport

(*) Ce ne sont point les érysipèles que l'on vient guérir à Plombières, mais seulement la disposition qu'a la peau à les reproduire lorsqu'elle en a été une fois atteinte.

de l'inflammation d'un autre organe; ainsi on les voit souvent remplacer des maladies du tube intestinal, du cerveau, du cœur, du foie, des poumons, des reins, etc.; elles sont, dans ce cas, des crises que l'on peut considérer comme heureuses. En cherchant à les guérir, on doit surveiller, avec l'attention la plus soutenue, les organes primitivement malades, et pour l'ordinaire, ne modifier que lentement la sensibilité de la peau par l'usage de bains prolongés, mais peu chauds. Il est bien rare ici que l'on ne soit point obligé de recourir, plusieurs fois, aux déplétions sanguines; alors aussi un régime sévère est indispensable, tant pour éviter de mettre en jeu des sympathies morbides, que pour ne point fournir à l'économie trop de moyens pour le développement d'inflammations nouvelles ou pour l'entretien de celles qui existent. Un exercice proportionné aux forces, mais jamais porté au point de provoquer d'abondantes sueurs, est dans ce cas très-convenable, lorsque la muqueuse des gros intestins est saine, les douches ascendantes sont aussi parfaitement indiquées; enfin lorsque les accidens sont ou diminués ou disparus, des douches générales, des étuves même peuvent, lorsque le malade n'est point trop impressionnable, amener la guérison, ou s'opposer aux rechûtes si fréquentes dans ces sortes de maladies.

Cependant, lorsque le médecin n'est point assuré du succès de cette méthode perturbatrice, il doit se borner à la première partie du traitement qui, suffit presque toujours, lorsque les malades ont assez de persévérance et de docilité.

A la place des bains très-chauds, des douches et des étuves, on peut employer, avec succès, le sulfure de potasse: sagement administré, lorsque nos bains ordinaires ne suffisent pas, ce stimulant, en modifiant la sensibilité de la peau, viendra consolider la guérison.

Mais les maladies que je viens d'examiner peuvent reconnaître d'autres causes; souvent elles sont produites par une irritation externe, qui agit directement sur la peau. Ainsi des érysipèles et des dartres rebelles, peuvent être dus à l'insolation, à l'impression subite du froid, au contact de substances irritantes, telles que des matières animales en putréfaction, des vêtemens sâles, etc.; dans ce cas, le traitement diffère peu du premier; seulement, après un usage suffisant des bains tempérés et des autres moyens antiphlogistiques, les bains très-chauds, les douches et les étuves, offrent plus de chances de succès. En accroissant violemment la vitalité de la peau, il arrive souvent alors que la vie s'y partage plus également et que les portions phlogosées perdent, au profit du reste de cette enveloppe, leur exaltation morbide. Si l'on a recours à ce traitement perturbateur, que l'on emploie hardiment l'eau thermo-minérale en boisson, en faisant attention toutefois d'y habituer par degrés le malade.

Indépendamment de ces deux causes, les inflammations de la peau en reconnaissent encore une autre; elles sont souvent produites par les sympathies des viscères phlogosés, et principalement par celles du tube digestif. Elles ne sont plus alors que des symptômes secondaires, et elles disparaissent avec la cause qui les détermine, cause qui échappe rarement à l'œil exercé du médecin observateur.

Quelquefois, sans aucune altération appréciable de tissu, et tous les viscères étant sains, la peau contracte une disposition à la sueur, disposition extrêmement incommode. On peut combattre cette exaltation morbide par les bains froids et prolongés ; mais le traitement perturbateur par les bains chauds et courts, et les douches générales me paraît préférable, surtout parce que, sagement administré, il ne fait courir dans ce cas aucun danger au malade, et le guérit plus vîte.

1.re Observation.

Marguerite...., pauvre de la commune des Granges-de-Plombières, âgée de 21 ans, régulièrement développée, d'un tempérament lymphatique, avait depuis plusieurs années une dartre pustuleuse, qui lui couvrait la face et la rendait un objet de dégoût pour ses entours. Cette dartre, sans réagir visiblement sur le tube intestinal, sans faire maigrir la malade, exerçait cependant sur elle assez d'influence pour s'opposer au développement de la menstruation. Entrée dans ma maison de secours, je prescrivis d'abord des applications de sangsues au pourtour de la dartre et des cataplasmes émolliens pour la recouvrir. A ces moyens j'ajoutai l'usage de demi-bains chauds de notre eau minéro-thermale, ainsi que des pédiluves, des bains de vapeur sur les parties inférieures du bassin, des douches sur les jambes et les cuisses, et des vésicatoires à leur partie interne ; j'eus recours aussi aux saignées générales; plus tard je remplaçai, par des linimens légèrement astringens, les cataplasmes de graines de lin, et prescrivis notre eau ferrugineuse en boisson. Sous l'empire de ce traitement, la dartre disparut en trois mois, et bientôt après les règles s'établirent. La guérison de cette jeune fille date maintenant de plus de deux années.

2.e Observation.

Madame ....., de Plombières, âgée de 28 ans, régulièrement développée, d'un tempérament lymphatique nerveux, bien réglée, mais exposée à de fréquentes migraines, déterminées, chez elle, par une irritabilité trop vive du tube digestif, irritabilité entretenue par un régime trop excitant, avait, à la fin de l'été dernier, des dartres squameuses, qui envahissaient une partie des épaules et des bras et que l'on retrouvait encore sur quelques parties de la figure. Consulté pour cette maladie, je prescrivis une saignée du bras, des bains très-tempérés de nos eaux thermale et savoneuse, et un régime doux. Ces moyens ayant calmé l'irritation morbide de la peau sans l'avoir fait entièrement disparaître, je fis ajouter à chaque bain quatre onces de sulfure concret de potasse, ce remède termina la cure. Le traitement de Madame ne dura que vingt jours, et la guérison date de huit mois.

3.e Observation.

M. M...., régulièrement développé, âgé de 23 ans, d'un tempérament lymphatique, eut recours à mes conseils en 1825 pour le débarrasser de dartres pustuleuses qui avaient envahi tout son corps, à l'exception de la face, des mains et des jambes. Cette maladie déjà ancienne avait résisté à tous les remèdes employés contre elle. Je conseillai à Mr M..... de rendre nos bains mucilagineux, par l'addition, de farine de lin, de les prendre frais et longs, et d'enduire les portions les plus malades de sa peau avec un liniment composé de jaune d'œuf, d'huile d'olive et de mucilage par parties égales. Il aida tous ces moyens par un régime très-doux et par des promenades sur nos montagnes. En quarante jours il fut délivré de sa dégoûtante infirmité; et s'il a continué le régime que je lui ai prescrit, si à chaque changement de saison il a eu la précaution de se faire saigner, je ne doute pas que sa guérison ne se soit parfaitement soutenue.

4.e Observation.

M. L......, de Paris, âgé de 60 ans, d'un tempérament sec, n'ayant aucune lésion viscérale apparente, me consulta, à la fin de l'été de l'année 1825, pour le guérir de sueurs nocturnes, excessives, qui sans cause connue, le tourmentaient depuis près d'une année. Ces sueurs étaient telles, que Monsieur, couvert d'un seul drap, mouillait complètement chaque nuit un matelas épais. Des bains chauds et des douches générales produisirent la plus heureuse perturbation. Trente jours suffirent pour cette cure, et depuis Monsieur n'a pas cessé de jouir d'une santé parfaite.

Atonie de la peau.

Nous venons d'examiner le mode de traitement des inflammations, cutanées, à l'aide de nos eaux. La peau est encore exposée à un autre genre de maladies que l'on guérit parfaitement aussi à Plombières. Elle peut pécher, par faiblesse, par défaut de vitalité. Nos eaux, dans ce cas, produisent des effets presque miraculeux. Je ne parle ici que de la faiblesse idiopathique de la peau, maladie due, pour l'ordinaire, à l'influence d'habitations humides et obscures, au défaut d'exercice, à une croissance trop rapide, à des passions tristes ou à d'autres causes agissant de la même manière; mais je n'entends point parler de la faiblesse de la peau due à des concentrations morbides de la vie sur d'autres organes; parce que dans ce dernier cas elle n'est que le symptome d'une autre maladie. Lors donc que cette faiblesse est idiopathique, sous son empire, la peau se décolore et se refroidit; sa perspiration s'arrête; la circulation générale se ralentit; le sang veineux prédomine; toutes les fonctions se font mal; les muscles perdent leur force; ils deviennet souvent alors la proie de névroses très-douloureuses; tous les organes sont exposés à des concentrations morbides, contre lesquelles ils demeurent sans force de réaction. Alors nos bains très-chauds, mais courts, des douches fortes, mais peu prolongées, l'exercices en plein air, le massage, les ventouses sèches, l'eau thermo-minérale en boisson et un régime doux et analeptique, approprié à la faiblesse générale, amènent bientôt une cure radicale.

Souvent l'inertie de la peau cause les plus graves accidents. La vie, qui l'abandonne, se concentre sur d'autres organes, les enflamme, les ulcère, et les détruit en partie. Le médecin éclairé suffit, dans ce cas, à toutes les indications, et si la guérison est possible encore, nos eaux peuvent être comptées au premier rang parmi les remèdes à employer.

5.e Observation.

Je fus consulté, en 1823, par M. le capitaine Og., de Fougeroles. Ce malade avait alors les jambes et les bras œdématiés. Des ulcères scrophuleux avaient envahi les jambes : on en retrouvait de semblables au col et sur les mains, mais ceux de la main droite avaient déjà détruit, en partie, la seconde phalange du pouce et altéré la seconde phalange du médius. Le troisième os du métacarpe était partagé en deux parties ; ce que l'on reconnaissait facilement à l'aide de la sonde. Le quatrième os du même métacarpe était presque aussi malade ; jusqu'alors tous les remèdes avaient été inutiles, et le dernier médecin consulté, par Monsieur, s'était prononcé pour l'amputation du poignet ; elle paraissait en effet inévitable.

En remontant aux causes qui avaient déterminé cette maladie si grave, je ne pus pas en reconnaître d'autre que le défaut de vitalité de la peau, amené par l'habitation d'un pays froid et humide, surtout si on le compare à l'Espagne, où M. Og. avait fait long-temps la guerre. Le défaut de vitalité de la peau me parut aussi produit par le passage d'une vie très-active à une vie très-sédentaire : sous l'influence de ces causes, la vitalité de la peau se reportant en partie sur le tissu cellulaire, y produisit d'autant plus de ravages qu'une nourriture abondante lui fournissait plus d'alimens. Le tube digestif était légèrement irrité, ce qui était dû autant au chagrin que causait la maladie, qu'aux sympathies morbides exercées par les nombreuses ulcérations dont j'ai parlé.

Un régime doux, les applications modérées de sangsues et de ventouses scarifiées autour des ulcérations, des cataplasmes émolliens avaient amélioré la position de M. Og., mais il était loin d'être guéri; sa guérison même pouvait paraître encore très-problématique. Je le fis venir à Plombières pour y prendre les eaux.

D'abord j'ajoutai, à nos bains, de la farine de lin; et je ne les lui fis prendre que tièdes. Bientôt il put les supporter sans addition de mucilage et plus chauds; alors je leur ajoutai des douches générales, puis enfin des étuves, et en quarante-un jours M. Og. vit terminer une maladie qui pouvait paraître au-dessus de toute ressource. Sa guérison date de près de cinq années, elle est parfaite depuis cette époque; les fonctions de la peau rétablies se sont soutenues à l'aide d'un exercice suffisant et d'un régime sain.

Cette cure est une preuve de plus à ajouter à toutes celles que l'on possédait déjà de l'efficacité de nos eaux dans le traitement des scrophules.

Maladies du tube digestif et de ses annexes.

Si la peau est la surface sensitive la plus étendue, la muqueuse gastro-intestinale est sans contredit la plus impressionnable, celle qui agit le plus énergiquement sur l'économie. Elle est le siége de la plupart de nos maladies et du plus grand nombre de celles que l'on vient guérir à Plombières. Les maladies de l'appareil digestif sont celles qui exercent sur le moral l'influence la plus marquée. Les inflammations chroniques de l'estomac, des intestins et du foie développent souvent une tristesse qui peut aller jusqu'a l'horreur de la vie. Tel est le spleen des Anglais qu'ils doivent attribuer bien plus encore à un régime et à une thérapeutique incendiaires qu'à leur climat froid et nébuleux.

Cette tristesse, si naturelle aux êtres souffrans, est loin d'être toujours proportionnée à la douleur. Bien souvent cette dernière est à peine sentie; ce qui arrive dans un grand nombre de duodeno-hépatites chroniques et d'entérites chroniques: cependant les idées les plus affligeantes viennent assaillir le malade et lui peindre sa position avec les couleurs les plus sombres. Cette réaction du physique sur le moral est loin d'être insignifiante dans la cure de ces maladies; en effet, le moral réagissant, à son tour, sur le physique en augmente l'exaltation morbide et devient souvent ainsi un des puissans obstacles à la guérison. C'est dans ces circonstances surtout que nos eaux sont nécessaires. En vain alors emploiriez-vous le traitement le plus rationnel, si vous ne dépaysiez pas le malade, si vous ne l'arrachiez pas à des lieux, à des habitudes qui ne font que lui rappeler ses souffrances, qu'entretenir son découragement, tous vos efforts, quelques savans qu'ils soient, deviendraient inutiles.

C'est dans la cure de ces maladies que l'on remarque le mieux la grande supériorité des eaux minérales naturelles, sur les eaux minérales artificielles préparées au sein des villes populeuses.

Quand bien même, ce qui est loin d'exister, la chimie aurait surpris, pour ces préparations, le secret de la nature, jamais elle ne pourra, au milieu de

Paris, dépayser un parisien hypocondriaque, et jamais non plus, sans tenir compte des heureux effets d'un long voyage, de l'espoir long-temps soutenu d'une guérison certaine, et de cette tranquillité d'esprit dont le malade jouit dès l'instant où il se trouve débarrassé du fardeau de ses affaires, jamais la chimie ne parviendra à faire respirer à Tivoli l'air si pur, si bienfaisant de nos montagnes.

La membrane muqueuse qui tapisse l'intérieur de la bouche, du pharynx et de l'œsophage peut devenir le siége d'inflammations, qui passant à l'état chronique, sont traitées avec succès par nos eaux employées en bains généraux, en douches et en pédiluves secondés par un régime composé d'alimens doux et de mastication facile. Des saignées générales et locales sont quelquefois indispensables pendant le traitement de ces affections.

Observation.

A la suite de plusieurs pharyngites aigues, M. le comte de Saint-Ph.... contracta une inflammation chronique de la muqueuse pharyngienne, dont les cryptes prirent un grand développement. Cette inflammation ayant résisté à tous les moyens employés pour la combattre, on conseilla les eaux de Plombières à M. de St.-Ph.

Aux bains chauds et à de fréquens pédiluves, j'ajoutai des applications réitérées de ventouses scarifiées sur la région supérieure du col. Je prescrivis un régime sévère composé seulement de farineux et de fruits cuits. Je défendis le vin, et après vingt jours de traitement, ce mal qui datait de deux années, était déjà sensiblement diminué; mais le malade, impatienté de n'être pas radicalement guéri en trois semaines, quitta Plombières beaucoup plutôt que je ne le lui conseillais. Cependant une dame de sa famille m'a informé depuis que sa santé avait continué à s'améliorer, et qu'il était très-content de l'effet de nos eaux.

Les inflammations chroniques de la muqueuse de la bouche, du pharynx et de l'œsophage deviennent rarement assez graves pour nécessiter le traitement des eaux minérales ; aussi voyons-nous peu de ces affections à Plombières : en revanche une foule de personnes y viennent, tous les ans, pour se guérir de maladies d'estomac et d'intestins contre lesquelles nos eaux ont tant d'efficacité. Ces maladies sont ou des inflammations chroniques ou des asthénies ; ces dernières sont, de beaucoup, les plus rares.

L'inflammation chronique de l'estomac ou gastrite-chronique, est toujours accompagnée de celle d'une portion, plus ou moins étendue, des intestins grêles : sous son influence, il y a constamment stimulation morbide du foie, du pancréas et des glandes mésentériques. Ces organes irrités, réagissent puissamment sur l'encéphale ; l'instinct se déprave, soumet le cerveau à son empire, et de là naissent les hypocondries de tout genre et la plupart des manies. (*)

(*) Il n'y a peut-être point de ville plus favorable que Plombières au traitement de la manie, pendant l'automne, l'hiver et le printemps, saisons où les habitans peuvent donner aux maniaques tous les soins qu'ils réclament. Ces habitans ont une si grande habitude de soigner les malades, ils apportent généralement tant de précision à faire exécuter les prescriptions médicales, ils ont des formes si douces, ils sont si bons, si affectueux, que nulle part les maniaques,

Cependant un grand nombre de malades ont le cerveau assez puissamment organisé pour que, doués d'une force de réaction suffisante, ils luttent avantageusement contre les surexcitations viscérales; mais il n'en est que bien peu qui puissent s'affranchir de toute idée triste, alors que les principaux organes de la digestion sont enflammés. Ainsi que je l'ai déjà dit plus haut, le cerveau excité par ces idées réagit sur la muqueuse gastro-intestinale avec une force proportionnée à la stimulation qu'il reçoit. Cette réaction, sur des organes malades, ne peut qu'en accroître la maladie; et comme le système nerveux est plus qu'aucun autre soumis à l'empire de l'habitude, pour peu que la gastro-entérite soit ancienne, alors même que les moyens employés contre elle ont réussi à la faire disparaître, si l'on ne parvient pas à changer les idées, le cerveau, quoique n'étant plus stimulé d'une manière anormale par les viscères abdominaux, en produit de semblables à celles qu'il formait pendant la maladie, et ces idées tristes peuvent souvent la rappeler.

L'inflammation chronique de la muqueuse gastro-intestinale développe les sympathies les plus variées. Chez les uns elle ne cause que de légères douleurs; chez les autres elle en produit d'insupportables. Tandis

---

que l'on sait ne pouvoir être avantageusement traités au sein de leur patrie, ne pourraient être plus heureusement placés. La manie n'étant pour l'ordinaire qu'une sympathie morbide de l'inflammation de la muqueuse gastro-intestinale, compliquée parfois de celle des organes génitaux sur l'encéphale, nos eaux peuvent être utilement employées contre cette déplorable maladie, mais avec toute la prudence que nécessite l'extrême sensibilité des maniaques.

qu'elle détruit l'appétit de l'un ou le déprave complètement, elle augmente considérablement celui de l'autre. Chez l'un elle détermine une maigreur excessive; elle accable l'autre sous le poids de la graisse : tantôt elle cause une soif inextinguible, tantôt le dégoût pour la boisson. Ordinairement, dans cette maladie, la langue est rouge sur les bords et terminée en pointe ou ses cryptes sont plus développés. L'épigastre est douloureux au toucher, et les selles, ou plus rares ou plus abondantes, sont souvent mêlées de glaires quelquefois membraniformes; elles éprouvent encore d'autres altérations dans leur couleur et leur densité.

Quelques variés que soient les symptômes de la gastro-entérite chronique, le médecin la reconnaît facilement. Il doit s'attacher à remonter à la cause qui l'a produite et la signaler à son malade si elle subsiste encore. Quoique l'axiome *ablata causa tollitur effectus* soit loin d'être toujours vrai en médecine, cependant tant que dure la cause d'une maladie, les efforts du médecin ne peuvent qu'être inutiles.

Nous avons vu combien le moral exerce d'influence sur les malades affectés de gastro-entérites chroniques; aussi est-il bien souvent nécessaire de joindre la médecine morale au traitement physique de ces malades. Il faut leur expliquer, autant qu'ils sont en état de le comprendre, et leur maladie et le mode d'action présumable des moyens que l'on se propose d'employer pour la combattre. S'ils ont perdu l'espoir, il faut tout faire pour le leur rendre, sans toutefois leur promettre une guérison trop prochaine, de peur de s'exposer ainsi à perdre leur confiance et à les voir se désespérer de nouveau s'ils n'étaient point rétablis dans le laps de temps indiqué à l'avance. Quelquefois il faut modérer leur joie, lorsqu'un premier pas vers la guérison la rend trop vive. C'est alors que le médecin les prévient qu'ils doivent s'attendre, pendant la durée de leur traitement, à faire quelquefois des pas rétrogrades que mille circonstances impossibles à prévoir peuvent déterminer. C'est alors qu'il doit les pénétrer de la nécessité de supporter courageusement ces retours vers le mal, les leur montrer au besoin comme un moyen qu'emploie souvent la nature pour amener plus vîte le rétablissement de la santé.

On doit leur citer alors quelques exemples de l'influence fâcheuse du chagrin dans une position semblable, et réserver pour les temps de découragement, l'histoire de maladies plus graves que celles dont ils se plaignent et qui, malgré quelques exaspérations pendant le traitement, ont été parfaitement guéries sous la double influence du courage à supporter la douleur, et de l'attention à suivre avec sévérité les prescriptions médicales.

Souvent ces malades mettent à une bien forte épreuve la patience de leur médecin. Si un mot de ce dernier peut être interprêté d'une manière défavorable, ils s'en saisiront avec empressement, ils le tourneront de cent manières pour y trouver un prétexte de s'affliger, de regarder leur position comme incurable, comme horriblement malheureuse. Dans ce cas le médecin a besoin de toutes les ressources que lui fournissent son instruction et son humanité.

Un régime, d'autant plus sévère que la maladie est

plus grave, est une condition sans laquelle on ne peut raisonnablement, dans ce cas, espérer un effet avantageux de l'emploi de nos eaux. Il y a, pour la prescription de ce régime, une foule de considérations relatives au mode de sensibilité du malade, à ses goûts, à ses répugnances, mais toutes sont connues des médecins.

Des bains assez chauds pour exciter modérément la peau, mais assez tempérés toutefois pour ne pas stimuler vivement le cerveau, le cœur et l'estomac, conviennent parfaitement à ce genre d'affection: souvent il est avantageux d'en prendre deux dans la même journée; leur durée est toujours proportionnée à l'état du malade, le médecin seul peut la prescrire.

Souvent, à leur arrivée à Plombières, les malades attaqués de gastro-entérite chonique, doivent débuter par une saignée locale, souvent il faut y revenir à plusieurs fois pendant le traitement. Je me sers alors avec bien de l'avantage des ventouses scarifiées; elles aident puissamment l'action révulsive de nos eaux, et ce n'est pas seulement par la saignée locale qu'elles déterminent, qu'on doit les considérer comme un utile modificateur de l'économie; il paraît qu'elles agissent plus puisamment encore sur l'appareil nerveux que sur l'appareil sanguin; c'est du moins ce qui résulte pour moi de beaucoup d'expériences.

Quelquefois, pendant le traitement de la gastro-entérite chronique, l'estomac passe de l'irritation à la faiblesse; dans ce cas, notre eau minéro-thermale en boisson, soit pure, soit mêlée à quelqu'autre substance qui en modifie l'action, produit d'admirables effets. Mais le médecin, dans les cas graves, marche près d'un dangereux écueil, car l'estomac passe facilement de la débilité à la surexcitation.

Si, dans cette maladie, les gros intestins ne sont pas irrités, et s'il n'existe pas, dans d'autres portions de la muqueuse gastro-intestinale, une sensibilité trop vive, des douches ascendantes, plus ou moins prolongées, peuvent être fort utiles. D'abord elles combattent avantageusement la constipation, accident que nos eaux développent presque toujours, ensuite elles agissent comme révulsif; c'est au médecin à en prescrire et la durée et la température. Vers la fin du traitement, des douches extérieures générales, et quelquefois même locales, peuvent être fort avantageuses.

Lorsque la gastro-entérite, en réagissant sur le foie, le pancréas et les glandes lymphatiques, a occasionné le développement morbide, l'hypertrophie de l'un de ces organes, ou même du tissu propre du tube intestinal, aux moyens précédemment exposés, il faut presque toujours ajouter la douche extérieure. Son objet n'est point seulement de produire une action révulsive sur la peau, elle a aussi ponr but de modifier la sensibilité de l'organe malade, et lorsque celui-ci n'est plus sous l'influence d'une irritation trop vive, elle y détermine un mode d'excitation qui, bien dirigé, favorise, à un haut degré, l'absorption dans les tissus engorgés, et prépare, dans tous les cas, la voie aux exutoires. Mais si la douche peut être un remède héroïque contre ces maladies, lorsqu'on l'administre sagement, elle peut au contraire les aggraver beaucoup, lorsqu'elle est imprudemment dirigée; c'est dans ce cas surtout qu'il faut se hâter lentement.

Les inflammations chroniques du tube intestinal étaient autrefois méconnues; aussi les traitait-on de la manière la moins convenable. A l'eau thermale en boisson on ajoutait des purgatifs souvent très-violens, et l'on regardait la cure comme complète, lorsque le malade, en quittant nos eaux, avait un grand appétit et peu de douleur. Mais trop souvent cette amélioration n'était qu'apparente, comme elle ne résultait que d'une violente perturbation causée par des médicamens inopportuns, bientôt la maladie reparaissait beaucoup plus grave; aujourd'hui, grace surtout aux travaux de l'illustre Broussais, nos eaux, mieux administrées, font plus de cures et des cures plus solides.

On a voulu, dans ces derniers temps, sous le nom de gastralgies, attribuer un grand nombre de douleurs d'estomac et de dérangemens de la digestion à des accidens purement nerveux et entièrement différens de ceux de la gastro-entérite. Bien certainement dans les inflammations chroniques anciennes de la muqueuse gastro-intestinale, l'inflammation, qui avait débuté probablement d'abord dans les expansions nerveuses, peut se propager jusque dans les plexus et les nerfs cérébraux qui y envoient des ramifications. Ces nerfs peuvent s'hypertrophier et modifier ainsi pour toujours le tempérament du malade, y établir la prédominance nerveuse; mais ces accidens sont purement secondaires, et, effet de la gastro-entérite, ils ne peuvent se détruire ni s'améliorer que sous l'influence du traitement que nécessite la maladie dont ils sont une dépendance. Du reste je crois les névralgies de l'estomac sans nuance d'inflammations extrêmement rares, et quoique j'aie une clientelle très-étendue, je dois dire que je n'ai pas encore rencontré cette affection; au surplus son traitement ne devrait pas différer beaucoup de celui de la gastro-entérite. En effet les antiphlogistiques suffisent souvent pour guérir les névralgies des autres organes; dans tous les cas ils sont un précédent indispensable à leur traitement rationnel, à l'emploi des révulsifs ou à celui des narcotiques. Au surplus, parmi les observations que je citerai à la suite de ce chapitre, on remarquera chez M.me la marquise de Saint-Er.... une gastrite réunissant, à un haut degré, les caractères des névralgies, et l'on verra combien a été efficace, dans ce cas, le traitement des gastrites simples. Je doute que d'autres moyens eussent pu produire des résultats aussi heureux.

Il arrive quelquefois que les malades affectés de gastrites chroniques éprouvent, pendant l'usage de nos eaux, une surexcitation plus ou moins forte; les personnes nerveuses y sont surtout exposées. On ne doit pas, pour cela, suspendre toujours les eaux minérales. Souvent cette surexcitation produit les plus heureux effets, mais on doit cependant la surveiller avec la plus grande attention, la borner lorsqu'elle se développe trop, et écarter du régime du malade tout ce qui pourrait l'accroître ou l'entretenir. Quelquefois cette surexcitation n'arrive qu'après l'usage de nos eaux. Elle est ordinairement alors une crise salutaire, mais elle exige toujours les soins les plus suivis. On l'appelle ordinairement le travail des eaux.

Les saisons qui conviennent le mieux au traitement de la gastro-entérite, à l'aide de nos eaux, sont le printemps et l'automne. Les grandes chaleurs, en excitant fortement la peau, en activant la circulation, rendent le tube intestinal trop impressionnable et s'opposent souvent à l'emploi des bains chauds et des douches qui sans elles pourraient être fort avantageux. J'ai traité par nos eaux et avec un grand succès, au milieu de l'hiver, des gastrites chroniques, et pour certains malades très-irritables, je préfère de beaucoup cette saison à l'été.

1.re Observation.

M. le curé B....., âgé de 33 ans, était depuis deux ans tourmenté par une gastro-entérite que des purgatifs drastiques avaient extrêmement aggravée. Son médecin les lui avait inutilement défendus. L'impatience de souffrir le rendait le jouet et la victime de tous les charlatans. Déjà plusieurs hémorragies du tube intestinal avaient failli le tuer, lorsqu'il vint à Plombières au commencement de l'année 1825. Il était alors prêt à tomber dans le marasme : la peau était d'un blanc mat pénible à avoir ; son pouls était petit, dure et fréquent ; sa langue rouge à la pointe et les régions hypocondriaques tendues et très-douloureuses au toucher ; les glandes mésentériques étaient considérablement tuméfiées.

M. B..... éprouvait le plus profond découragement ; il attendait la mort, il la désirait même comme un terme à ses maux. Ce n'était que pour satisfaire sa famille qu'il venait essayer un remède à une maladie qu'il regardait comme incurable. Son estomac ne pouvait plus supporter aucune espèce d'alimens, il les rejettait tous. Les selles rares étaient mêlées d'abondantes mucosités et suivies d'épreintes douloureuses.

Monsieur avait une si grande faiblesse que les moindres efforts lui causaient des défaillances. Je m'attachai d'abord à lui rendre l'espoir qu'il avait perdu. Je lui expliquai comment les nombreux écarts de régime, comment le poison de Leroi et quelques autres dont il avait fait usage l'avaient amené dans l'état auquel il se trouvait réduit. Je lui fis voir aussi l'influence fâcheuse que la tristesse pourrait exercer sur sa position. Je lui expliquai le mode d'action de nos eaux dirigées contre sa maladie et les effets heureux d'un régime sévère; enfin je lui promis de le guérir et je le lui persuadai. C'était un grand pas de fait, la connaissance de sa position et celle des causes qui l'avaient produite, l'espoir de retrouver la santé, de renaître à la vie me donnèrent sur lui un empire que j'exerçai en despote. Je lui interdis tout aliment solide, je ne le nourris que de décoctions féculentes mesurées d'abord à la cuiller, j'opposai, à ses douleurs, des fomentations émollientes et des ventouses scarifiées: je le mis bientôt en état de supporter nos bains, d'abord très-courts, puis suffisamment prolongés; bientôt aussi il put digérer du lait, des farineux cuits à l'eau et au lait; je lui fis manger ensuite des bouillons gélatineux, bientôt, aux promenades à âne sur nos montagnes, il put ajouter de longues promenades à pied. Il partit, après quarante bains, fort et rempli d'espérance; il pouvait alors digérer des viandes blanches. Il continua quelques mois encore le régime qui lui avait été d'une si grande utilité; et depuis il n'a pas cessé de jouir d'une santé parfaite.

2.ᵉ Observation.

M. le duc de V..... éprouva un violent chagrin, causé par la mort d'un homme qu'il chérissait; sous l'influence de cette profonde affection morale, son estomac, ses intestins s'enflammèrent. Il avait lutté toujours avec désavantage contre cette maladie, lorsqu'il vint me consulter à Plombières, pendant l'avant-dernier automne.

Sa langue n'offrait aucun signe particulier, le ventre était souple au toucher et point douloureux; les selles étaient rares et sèches. M. le Duc n'éprouvait aucune douleur de tête; son esprit avait conservé toute sa vivacité, son caractère, toute sa force, son jugement, toute sa rectitude; mais sans être tourmenté par de grandes douleurs, il vomissait ordinairement, tous les jours, une partie de ses alimens et beaucoup de mucosités: il n'était pas encore très-maigre, mais il éprouvait une grande faiblesse musculaire, inséparable compagne des affections graves des organes de la digestion. La gastrite chronique était évidente; M. le Duc en reconnaissait l'existence avec tous les médecins qu'il avait précédemment consultés; lui-même, pour la combattre, s'était appliqué plusieurs fois des moxa sur le ventre.

Je lui prescrivis le régime sévère indiqué en cas semblables, des bains, des ventouses, des douches légères et un exercice proportionné à ses forces. il suivit exactement mes prescriptions, au régime près qui en était une des parties les plus importantes. Il ne voulut point renoncer au vin *généreux*, aux viandes noires, au café; aussi ne retira-t-il aucune utilité de nos eaux, qui cependant pouvaient le guérir, car il était bien moins malade que M. B....., sujet de l'observation précédente. Il mourut au printemps suivant.

3.e Observation.

M.lle D.... de F.... vint à Plombières pendant l'été de l'année 1825. Elle était alors âgée de 18 ans. Elle avait pris, dans la pension où on la fit élever, plusieurs médecines et plusieurs vomitifs de *précaution*. De retour chez ses parens, elle se plaignit de douleurs d'estomac, de digestions pénibles. Le médecin qu'elle consulta, croyant qu'elle avait une faiblesse d'estomac, lui prescrivit des vins amers et une nouriture stimulante. Les accidens de Mademoiselle augmentèrent; la gastrite devint bientôt boulimique; bientôt aussi elle commença à vomir. Alors on reconnut sa maladie, et on luttait inutilement contre elle, depuis près d'une année, lorsque, s'apercevant qu'une tumeur dure et volumineuse s'était formée au pylor, on lui prescrivit les eaux de Plombières.

Mademoiselle était régulièrement développée, d'un tempérament lymphatique sanguin, et elle avait encore assez d'embonpoint quoiqu'elle vomit tous les jours une grande partie de ses alimens.

L'épigastre était douloureux au toucher, la langue rouge à la pointe; les selles étaient rares et les règles notablement diminuées.

M'étant assuré que Mademoiselle ne pouvait pas

encore digérer les farineux je lui prescrivis le lait pour seul aliment, et pour boisson des tisannes mucilagineuses. Je fis prendre, à Mademoiselle, des bains tempérés et longs: bientôt elle put supporter la douche; elle aida ses moyens par un exercice à pied, modéré mais soutenu. Immédiatement après les règles on lui appliqua quelques sangsues au bas-ventre; bientôt les vomissemens cessèrent. Après un mois de traitement, Mademoiselle put ajouter des farineux à son lait; et après deux mois de séjour à Plombières, la tumeur, qui s'était développée au pylor, n'était plus appréciable au toucher. Mademoiselle avait augmenté en poids de quatorze livres, et je ne doute pas que sa guérison n'ait été radicale si elle a continué à suivre le régime que prescrivait sa position.

4.e Observation.

M.me la marquise de Saint-C...., âgée de 35 ans, d'un tempérament sanguin nerveux, avait été vivement effrayée dans son enfance. Depuis cette époque ses digestions furent toujours pénibles, toutes les émotions un peu fortes lui causèrent des nausées; et depuis bien des années déjà, la vue des mets qu'elle appétait le plus, l'arrivée d'un ami, l'obligation de se trouver dans une société un peu nombreuse, tout provoquait chez elle cette sensation si pénible de la nausée.

Madame, n'ayant pu se guérir chez elle de cette malheureuse disposition, vint à Plombières en 1826, où elle me consulta. L'abdomen n'était point douloureux au toucher; la langue n'était pas rouge aux bords ; la menstruation était régulière ; Madame avait presque l'embonpoint et les forces de la santé ; tout devait faire considérer sa maladie comme une névralgie, et bien des motifs paraissaient devoir indiquer l'emploi des sédatifs, si puissans contre beaucoup d'affections nerveuses. Tel ne fut point mon avis. Je ne crois pas qu'un estomac qui, depuis de nombreuses années, était continuellement excité par de douloureuses envies de vomir put être seulement en proie à une affection nerveuse. Je pensai que l'irritation morbide était partagée par toute la muqueuse ; et je le crus d'autant mieux que l'on rencontre souvent des gastrites aigues très-intenses, sans rougeur de la langue, sans douleur à l'épigastre et sans réaction fébrile. Je prescrivis à Madame des bains très-tempérés et prolongés, de fréquentes applications de ventouses scarifiées à l'épigastre, un régime très-doux, avec la recommandation de rejetter à l'instant tout aliment qui déterminerait des nausées. A tous ces moyens, Madame ajouta l'exercice sur nos montagnes, en le proportionnant toujours à ses forces.

Quarante jours de ce traitement avaient suffi pour guérir Madame d'une maladie que l'on pouvait, à raison de son ancienneté, considérer comme constitutionnelle ; mais six mois après avoir quitté nos eaux, Madame s'étant exposée plusieurs jours de suite à un froid rigoureux, sa maladie reparut, moins forte cependant qu'elle n'était avant son séjour à Plombières.

Madame fut obligée, par là, de revenir aux eaux l'an dernier ; je lui fis suivre un traitement semblable au premier, et il produisit d'aussi heureux résultats. A la fin de l'automne, Mme de Saint-C..... m'écrivait qu'elle jouissait de la santé la plus parfaite.

5.e Observation.

Mme la vicomtesse de M.... vint à Plombières au commencement de l'automne de l'année 1826, pour se guérir d'une gastro-entérite chronique qui la tourmentait déjà depuis deux ans, et qui avait résisté jusqu'alors au traitement le plus rationnel. Cette maladie était d'autant plus grave qu'elle était survenue à l'époque de la ménopause, et que Madame était éminemment nerveuse. A son arrivée à Plombières Madame pouvait à peine faire quelques pas dans son appartement. M'ayant consnlté sur sa position, je n'eus à lui prescrire que des bains très-tempérés et des promenades à âne et en voiture, son régime habituel étant on ne peut pas plus convenable.

Quelque prudemment administrée que fut notre eau, elle ne laissa pas que d'agiter beaucoup Madame et de lui causer par fois des accidens nerveux très-pénibles : ces accidens même auraient été de nature à m'obliger de lui faire suspendre l'usage de nos bains, si je n'avais eu la certitude que la moindre action organique pouvait développer chez elle des spasmes violens qui ne laissaient point de traces après eux, tandis que notre eau minéro-thermale, en rétablissant l'action languissante de la peau, en s'opposant au surcroît de congestion viscérale que l'hiver pouvait occasionner, devait produire une amélioration durable ; c'est aussi ce qui eut lieu. De retour chez elle, Madame éprouva un soulagement bien marqué. Elle revint au commencement de l'été de l'année dernière.

Quoique mieux que l'année précédente elle souffrit beaucoup encore, et elle éprouvait surtout une grande difficulté à marcher. Je fus obligé, cette fois, de lui prescrire un régime un peu plus sévère que celui qu'elle suivait à Paris. Cela ne suffit point ; une saignée devint indispensable, je l'obtins avec des sangsues, Madame redoutant l'opération chirurgicale. J'ai revu M.me de M..... quelques semaines après son dernier séjour à Plombières ; elle faisait aisément une demi-lieue à pied, et ses forces digestives avaient pris autant d'accroissement que ses forces musculaires. Je ne doute pas qu'un troisième voyage à nos eaux ne termine la cure.

6.e Observation.

M. G.... de, Nancy, d'un tempérament sanguin, âgé de 60 ans, était depuis long-temps tourmenté par une gastro-entérite chronique, accompagnée d'éructations nidoreuses et de dévoiement. Il vint à Plombières, au commencement de l'été de l'an dernier, il me consulta sur l'emploi de nos eaux ; d'après mes conseils, il prit des bains tempérés, des douches en arrosoir sur le ventre, il ne se nourrit que d'alimens légers, et s'abstint de boissons trop stimulantes ; il allait passer une partie de la journée sur nos montagnes, dont l'air vif et pur convient tant aux personnes affectées d'inflammation chronique des viscères abdominaux. Ses accidens ayant cessé, il quitta Plombières, après un séjour de trois semaines ; mais bientôt son mal reparaissant, il fut obligé d'y revenir. J'employai cette seconde fois les mêmes moyens que la première, et bientôt tous les accidens morbides disparurent. De retour chez lui, son mal, qui avait en apparence si faiblement cédé à nos bains, se remontra avec plus de gravité peut-être qu'avant l'usage des eaux. Mais bientôt à cet orage succéda le calme le plus parfait. J'ai revu M. G.... cet hiver; il jouissait de la meilleure santé, et s'il ne fait point d'écart dans son régime, tout annonce une guérison solide.

M. G.... a éprouvé, d'une manière salutaire, ce que l'on appelle vulgairement le travail des eaux; cependant je suis persuadé que s'il avait plus sévèrement observé les prescriptions que ses médecins ordinaires et moi lui avons faites, il aurait facilement échappé aux chances toujours incertaines de ce travail vraiment critique.

7.e Observation.

M.me Gilot, de Plombières, âgée de 42 ans, d'un tempérament lymphatique sanguin, mère de nombreux enfans, régulièrement réglée, eut, par suite d'un travail trop pénible et de purgatifs inopportuns employés contre des *embarras gastriques*, une duodéno hépatite chronique, qui bientôt développa une jaunisse générale. Le médecin que Madame consultait alors, attribuant la couleur ictérique de la peau, et tous les autres accidens de la duodéno-hépatite à l'abondance et à la mauvaise nature des humeurs, purgea et repurgea Madame à outrance pendant trois années, sans lui prescrire aucun régime; il lui fit avaler, sous forme d'électuaires, d'apozèmes et de pilules, tous les prétendus fondans et désobstruant que prodiguait l'ancienne médecine. Mais ces substances ne pouvaient qu'augmenter l'inflammation des intestins et du foie; aussi, lorsque Madame vint me consulter, avait-elle un flux cœliaque sans aucun mélange de bile; sa peau était d'un jaune noir pénible à voir; le ventre était très-volumineux et le foie considérablement hypertrophié. Le bord antérieur de cet organe se sentait à un travers de main au-dessous du bord des fausses côtes; et vers sa partie moyenne, il avait acquis, dans une étendue de deux à trois pouces de circonférence, la dureté du squirrhe. Les règles avaient presque complètement cessé; tous les habitans de Plombières regardaient cette intéressante mère comme perdue.

Changeant de suite son régime, je lui prescrivis, pour tout aliment, le lait et les farineux à l'eau et au lait, et pour boisson des décoctions mucilagineuses; je lui fis prendre, pendaut tout l'hiver, des bains longs et tempérés de notre eau minérale; je couvris souvent la région épigastrique et l'hypochondre droit de ventouses scarifiées. J'eus quelquefois recours aux sangsues, que l'ancienneté du mal et la faiblesse de la malade me permettaient d'employer qu'avec beaucoup de réserve. J'aidai tous ces moyens par des douches légères sur toute l'habitude du corps et sur la région du foie. Bientôt le dévoiement cessa, le ventre diminua de volume, et la couleur ictérique devent moins foncée; mais l'engorgement squirrheux persistant, j'appliquai un large séton immédiatement au-dessus de la région qu'il occupait, et je fis continuer les bains. En sept mois Madame fut parfaitement rétablie, et elle n'a pas cessé depuis de jouir de la meilleure santé.

Pneumonies et pleurésies chroniques.

On a généralement le préjugé de croire que nos eaux ne conviennent pas à la cure des inflammations chroniques des poumons et des plèvres ; c'est selon moi une grave erreur ; nos eaux, sagement administrées, me paraissent convenir à peu près dans tous les cas où celles du Mont-d'Or sont conseillées ; leur haute température les met à même d'exercer une forte et utile révulsion sur la peau, lorsque dans les catarrhes chroniques opiniâtres, celle-ci est froide et décolorée, lorsque tout annonce en elle un défaut de vie. L'expérience démontrera probablement que ces eaux, aussi savamment dirigées que le sont celles qu'administre M. le docteur Bertrand, conviennent mieux que ces dernières à la cure des affections de poitrine, lorsque d'ailleurs la fièvre qui les accompagne est peu intense.

En effet, Plombières, beaucoup moins élevé que le Mont-d'Or, fournit aux malades affectés de pneumonie chronique une atmosphère moins rare ; ce qui les expose par conséquent bien moins aux turgescences sanguines pulmonaires, turgescences quelquefois utiles dans ce cas, mais bien plus souvent nuisibles.

Malheureusement les faits me manquent pour appuyer ces données que je livre aux méditations de mes confrères ; mais je publierai toutes les observations que je recueillerai plus tard sur cet important sujet. Je dois dire toutefois que, lorsqu'un malade arrive à Plombières avec un catarrhe pulmonaire contracté pendant la route, je n'hésite pas, s'il me consulte, à lui faire immédiatement commencer l'usage de nos eaux ;

et toujours elles m'ont paru hâter la cure du catarrhe. C'est ici le lieu de placer une observation intéressante que j'ai faite l'été dernier; l'été est la plus favorable de toutes les saisons au traitement des inflammations pulmonaires.

Observation.

M. le général comte P.... avait contracté, lors de la dernière guerre d'Espagne, une pleuro-pneumonie très-grave, que l'on n'avait pu qu'imparfaitement guérir. D'un tempérament sanguin, M. le général éprouvait, depuis cette maladie, de fréquentes palpitations avec imminence de suffocation; sa respiration était constamment pénible et bruyante, l'exercice augmentait tous ces accidens. Plusieurs fois la vie du malade avait été compromise, et ce n'était qu'à l'aide d'un régime sévère et de saignées fréquentes qu'il était parvenu à la rendre supportable.

Nommé au commandement d'une brigade des troupes du camp de Lunéville, M. le Général crut devoir profiter du voisinage de Plombières pour essayer si nos eaux ne pourraient pas lui être de quelqu'utilité. Je reconnus chez lui une cardite chronique compliquée d'une bronchite légère; peut-être les plèvres avaient-elles conservé aussi quelques traces d'inflammation. Je fis continuer le régime sévère, fortement recommandé déjà par le médecin ordinaire du Général. Aux bains chauds, et pendant leur durée, j'ajoutai, tous les deux jours, une forte application de ventouses scarifiées, tantôt à la partie postérieure, tantôt à la partie antérieure du thorax.

Sous l'empire de ce traitement, la respiration revint bientôt aussi facile qu'elle avait été pénible; et M. le Général, qui ne resta que vingt jours à Plombières, pouvait faire à son départ plusieurs lieues à pied, à travers nos montagnes les plus escarpées, avec autant de facilité que l'homme le mieux portant, tandis qu'à son arrivée, il montait difficilement à un second étage. Je l'ai revu depuis à Lunéville, il était toujours parfaitement bien.

Céphalites chroniques. (Apoplexie.)

Tous les ans il vient à Plombières un assez grand nombre de personnes qui ont à se guérir des suites de l'apoplexie. La plupart en retirent beaucoup de soulagement, plusieurs une guérison complète. Mais pour combattre cette maladie avec succès, il faut, du côté du médecin, l'attention la plus soutenue; du côté du malade, la docilité la plus entière; il ne s'agit en effet de rien moins que du plus noble de nos organes, du cerveau, ce viscère, auquel toutes les stimutations aboutissent, que Tiedman a si bien nommé la clef de l'organisme animal tout entier et dont la compression peut amener instentanément la mort.

Que l'apoplexie soit due à une surexcitation momentanée du cœur, qui, lançant le sang avec trop de force, aura produit un épanchement dans l'un des hémisphères cérébraux; que cet épanchement ait lieu sous l'influence d'une excitation morbide du tube intestinal, ou bien que la compression du cerveau reconnaisse toute autre cause, le médecin, qui veut parer aux accidens que l'altération morbide a développés, ou qui veut, dans les cas graves, en arrêter, momentanément au moins, les funestes effets, ne doit pas perdre un instant de vue qu'il a à combattre une maladie constamment inflammatoire : s'il ne veut pas tomber dans le plus dangereux empirisme, ce sera de cette donnée fondamentale qu'il partira pour administrer nos eaux (*).

Que l'apoplexie soit due à une hypertrophie du cœur, à une inflammation du tube intestinal, à de violentes passions, ou à tout autre cause, il faut toujours prescrire, pour les combatre, le régime le plus sévère, celui qui, en entretenant la vie, fournit cependant le moins d'élémens réparateurs possibles.

L'apoplectique qui se nourrit de viandes et de boissons excitantes, court inévitablement à sa perte. La digestion de ces alimens peut causer une réaction fatale de l'estomac et des intestins sur le cœur et le cerveau, et tuer le malade quelque temps après son repas. Cependant il est assez heureux parfois pour que ses digestions s'opèrent sans réaction morbide bien marquée. Déjà il s'applaudit de la vigueur de sa santé; les eaux lui ont rendu le libre usage de ses membres; jamais il n'a eu meilleur appétit; et un médecin fâcheux voudrait lui prescrire la diète et des saignées ! Il rit de ces prescriptions importunes, se moque de la médecine, lance quelques traits satiriques contre la

(*) Il est inutile de faire remarquer que le médecin doit étudier, avec le plus grand soin, les causes de cette maladie, et lorsqu'elles existent encore, employer, pour les combattre, toutes les ressources que la science lui fournit.

doctrine physiologique ; ce sont les fleurs qui vont orner son cercueil. Le sang, qui bientôt abonde chez lui, est de nouveau lancé avec violence dans les hémisphères cérébraux, ou bien l'inflammation, à laquelle ces organes étaient en proie, continuant à faire des progrès, les ramollit, les désorganise, et l'apoplectique meurt au moment où il croyait pouvoir compter le plus sur la vie.

D'autrefois, entraîné par les annonces des charlatans, le malade voudra ajouter, à l'action des eaux, l'action miraculeuse selon lui, ou d'un sirop antiglaireux, ou du remède Leroi, ou de tout autre poison également vendu avec brevet. Ces poisons, en stimulant violemment son estomac, pourront quelque temps encore augmenter son appétit, faciliter ses digestions, lui permettre les plus rians projets, le malheureux s'endort sur un abîme.

Indépendamment de la pléthore qu'amène de telles médications et de ses funestes effets, le tube intestinal, vivement irrité par le poison dont on l'abreuve, réagit sur le cerveau, détruit l'utile révulsion que les eaux avaient produites, ranime l'inflammation prête à s'éteindre, et si sous son influence le cœur, par un surcroît d'action, ne vient point terminer la scène, des foyers purulens, des dégénérescences squirrheuses ou cancéreuses amènent bientôt la mort.

La plupart des apoplectiques qui viennent faire usage de nos eaux ont besoin d'une saignée générale ou locale, lors de leur arrivée ; alors ils sont dans des conditions bien plus favorables à leur guérison ; la surexcitation du cœur est par là beaucoup moins à craindre, et l'on peut, à l'aide de cette saignée, employer les eaux d'une manière plus active.

Les apoplectiques, à Plombières, doivent prendre d'abord des demi-bains tempérés; peu à peu on en élèvera la température et on en prolongera la durée, sans toutefois exciter jamais une action trop marquée du système circulatoire. Si, malgré le régime nécessité par cette maladie, le pouls se relève, la face se colore, que l'on se hâte de recourir à la saignée générale ou locale, suivant l'indication.

Lorsque les malades sont habitués à l'action de nos bains, alors prescrivez des douches sur les parties inférieures du tronc et sur les membres abdominaux; les douches ascendantes sont souvent indiquées, dans ce cas; mais défendez avec soin les douches sur la nuque ou la tête; elles feraient courir à vos malades les chances les plus facheuses.

Je me trouve toujours bien dans, le traitement de ces maladies, de fréquens pédiluves à la température de 32 ou 33 degrés Réaumur; plus chauds ils pourraient déterminer, par la douleur qu'ils causeraient, une réaction fâcheuse sur l'encéphale, et accroître ainsi les accidens.

Lorsque les malades peuvent supporter les promenades en voiture, à âne ou à pied, faites leur fréquemment respirer l'air si pur, si bienfaisant de nos montagnes, mais recommandez-leur de ne jamais porter l'exercice jusqu'à la fatigue.

Lorsque, grace à nos eaux, l'encéphalite est guérie ou considérablement diminuée, les exutoires me paraissent souvent indispensables pour en prévenir le retour ou pour maintenir l'amélioration que la première partie du traitement a déjà produite.

Ces exécutoires peuvent être placés, tantôt à la nuque, tantôt sur les membres abdominaux; quelquefois sur la région du cœur ou sur toute autre partie; suivant que l'on a pour but de produire une dérivation au profit du cerveau seulement, ou que l'on veut combattre encore une autre phlegmasie.

Si le médecin est souvent obligé d'inspirer aux apoplectiques des craintes salutaires, quelquefois aussi il est obligé d'éloigner d'eux la désolante image d'une fin prochaine, de leur rendre l'espoir qu'ils avaient perdu. Cependant la tristesse est bien moins généralement l'apanage des céphalites chroniques que des gastrites; toutefois elle est aussi nuisible au traitement de ces deux genres de maladie. L'hiver, le printemps et l'automne sont des saisons préférables pour le traitement des céphalites, à l'aide de nos eaux.

1.re Observation.

M. M....., de Nancy, d'un tempérament sanguin, âgé de 65 ans, avait lu le livre apologétique du remède Leroi, et il en était devenu enthousiaste. Ayant fait plusieurs fois usage du vomi-purgatif, il lui avait dû plus d'appétit et la disparition de quelques douleurs: c'était à son gré, un remède infaillible à tous nos maux. Cependant, sa panacée avait fini par développer chez lui une duodéno-hépatite assez grave, qui nécessita tous les soins éclairés de ses médecins, dernière, et il eut une légère apoplexie au printemps de l'année il fut forcé de recourir à nos eaux.

A son arrivée à Plombières, il ne restait à Mr M... qu'un léger engourdissement de la jambe et du bras gauche et une douleur assez vive dans le talon du même côté; il ne marchait que péniblement.

Très-gras, ayant le pouls plein, malgré les saignées abondantes que sa maladie avait nécessitées, je lui exposai, autant qu'il fut en moi, tous les dangers que lui feraient courir une alimentation trop abondante ou trop excitante, mais il ne tint pas compte de mes avis; le bon bouillon, la viande, le vin généreux restèrent toujours la bâse de sa nourriture. Cependant, des demi-bains, de fréquens pédiluves, des douches sur les extrémités inférieures, le tout aidé par une forte application de sansues, firent promptement disparaître et la douleur de talon et la paralysie du bras et de la jambe. Avant de quitter Plombières, Mr M... put faire à pied près de deux lieues dans nos montagnes; pour un apoplectique de son âge, c'était certainement une longue route: il ne resta que trois semaines à Plombières.

Si, de retour chez lui, il avait ajouté un régime doux et peu nourrissant, et de fréquentes saignées générales ou locales à une vie active, nul doute qu'il existerait encore; mais loin de là, pour complèter sa cure de Plombières, il crut devoir se débarrasser *d'humeurs*, et il eut de nouveau recours aux purgatifs. Ils déterminèrent chez lui une apoplexie foudroyante.

2.e Observation.

A l'âge de 42 ans, M. Th...., d'un tempérament éminemment sanguin, passa subitement d'une vie très-active à un repos physique presqu'absolu; en revanche il se livra avec entraînement aux travaux de cabinet.

Bientôt à un embonpoint inaccoutumé vinrent se joindre des douleurs de tête auxquelles M. Th..... n'accorda que peu d'attention; mais ces douleurs augmentèrent jusqu'au moment où, à la suite d'une longue veille, une congestion cérébrale, très-grâve, produisit une paralysie complète de tout le côté droit du corps.

Des soins bien dirigés arrachèrent M. Th.... à la mort, et dans l'automne de 1824, il se fit conduire à Plombières. J'ai rencontré peu de malades plus indociles; cependant les bains, la douche sur les extrémités inférieures, les pédiluves, quelques saignées générales et locales luttèrent avantageusement contre sa maladie. Malgré le régime trop excitant qu'il s'obstinait à suivre, et tandis qu'à son arrivée, il pouvait à peine faire quelques pas en se traînant péniblement appuyé sur le bras de sa garde, à son départ, deux mois après, il pouvait faire seul un quart de lieue.

Revenu l'année suivante, il vit encore sa position s'améliorer, et après 40 jours de l'usage de nos eaux, il était arrivé au point de faire facilement une lieue à pied. Mais de retour dans sa famille il prit, malgré l'opposition de tous ses médecins, le vomi-purgatif de Leroi, et une nouvelle congestion cérébrale vint terminer sa vie.

Si ce malade qui, à son indocilité près, était un des plus aimables hommes que j'aie connus, avait voulu s'astreindre au régime sévère que nécessitait sa position, je suis convaincu que nos eaux auraient pu le rétablir complètement.

3.e Observation.

M. D....., du canton de Vaud, âgé de 65 ans, vint en 1827 à Plombières, pour se guérir d'une hémiphlégie légère, du côté droit, causée par une congestion cérébrale qu'il avait eu à la fin de l'hiver. Étant déjà venu quelquefois à Plombières, Monsieur crut pouvoir se passer des conseils d'un médecin, et à des bains très-chauds et très-prolongés il ajouta des douches aussi chaudes, très-fortes et prises principalement sur la nuque. Une nouvelle apoplexie fut le résultat de ce traitement, et je fus appelé pour soigner M. D..... Des saignées générales et locales, des sinapismes aux pieds, une diète sévère le rappelèrent à la vie. Lorsque je le jugeai en état de recommencer l'usage de nos eaux, je lui fis prendre des demi-bains tempérés, en ayant soin de placer, à ses pieds, un vase clos rempli d'eau plus chaude.

Aux bains j'ajoutai bientôt des douches sur les extrémités inférieures; je revins plusieurs fois aux applications de sangsues, et je parvins ainsi à rétablir assez bien ce malade pour le mettre en état de marcher seul.

L'amélioration de sa santé aura sans doute été en augmentant si, de retour chez lui, il a continué le traitement sévère que je lui avais prescrit, et que nécessitait la gravité de sa position. Il est probable que, sans son extrême imprudence, M. D..... aurait obtenu de nos eaux une cure radicale.

4.e Observation.

M. X....., âgé de 30 ans, d'un tempérament sanguin, nerveux, avait été guéri en 1823, d'une maladie syphilitique à l'aide d'un traitement mercuriel très-complet. En 1825, une petite tumeur d'un rouge livide se développa un peu au-dessus du nez. Cette tumeur laissait écouler, à la pression, un pus blanc et épais; de légères frictions mercurielles la firent disparaître.

En 1826, Monsieur commença à se plaindre de douleurs ostéocopes à la partie supérieure et postérieure du pariétal gauche et à la bosse coronale du même côté. Bientôt, sur cette dernière région, se développa une exostose assez volumineuse et assez douloureuse pour empêcher le malade de porter un chapeau. A la fin de l'hiver de 1826 à 1827, à la suite de vives contrariétés, Monsieur eut une congestion cérébrale accompagnée d'hémiphlégie du côté droit. Les douleurs ostéocopes persistaient toujours au pariétal et au frontal. Des saignées rétablirent Monsieur, et il prit beaucoup d'embonpoint à la suite de cet accident. Mais la maladie des os n'ayant point fixé l'attention des médecins ordinaires de cette maladie, non plus que les risques que lui faisaient courir son état de pléthore, une nouvelle congestion cérébrale eut lieu six mois après la première, mais elle fut plus grave.

Cette fois l'hémiplégie du côté droit était complette et accompagnée de perte de la parole; ce qui annonçait évidemment que la compression ne se bornait plus aux lobes moyen et postérieur de l'hémisphère gauche du cerveau, mais qu'elle s'étendait au lobe antérieur. (*)

(*) Voyez l'excellent ouvrage du docteur Bouillant, sur l'encéphalite. Paris, 1825, chez M.lle Delaunay, libraire, place de l'École de médecine.

Les saignées locales, les dérivatifs sur l'estomac et les intestins ne faisant pas disparaître l'hémiphlégie, on employa avec succès la strychnine. Cependant ses effets avantageux furent bornés, et Monsieur vint à Plombières. Il bégayait encore, ne marchait qu'avec beaucoup de difficulté, et son bras droit ne lui était d'aucun secours, qnoiqu'il put déjà le mouvoir.

Uue application de sangsues à l'anus, des bains tempérés, des douches ascendantes, des douches descendantes sur les extrémités inférieures, de fréquens pédiluves, un régime doux et l'exercice, lui rendirent en trois semaines le libre usage de la jambe, du bras et de la langue : l'exostose diminua considérablement de volume : mais lors de son départ, Monsieur éprouvait encore les douleurs ostéocopes dont j'ai déjà parlé. Il était donc à craindre que la table interne du pariétal gauche ne s'exostosât, comme il semble que cela avait déjà eu lieu, ou que son inflammation se continuant dans l'encéphale, n'amenât bientôt de nouveaux accidens : mais si Monsieur a suivi le traitement sévère que nécessitait sa position, j'ai tout lieu de croire qu'il jouit aujourd'hui de la meilleure santé.

L'apoplexie est une des causes les plus fréquentes de paralysies ; cependant beaucoup d'entre elles, indépendamment d'autres circonstances qui peuvent les déterminer, sont occasionnées par des inflammations du prolongement rachidien ou par celles des vertèbres dont la tuméfaction, en comprimant la moële épinière, détruit toute communication entre le cerveau et les parties situées au-dessous du lieu où la compression s'exerce ; de là la plupart des paraplégies. Nos eaux sont employées bien utilement aussi contre ces maladies, mais il faut quelquefois ajouter à leur action celle des plus puissans dérivatifs. Je possède plusieurs faits de ce genre, et je les publierais ici, si l'effet des eaux était assez distinct des autres moyens thérapeutiques dont je fis usage; mais comme on pourrait attribuer à ces derniers les guérisons inespérées que j'ai obtenues, je préfère les passer sous silence, n'ayant pour objet dans ce petit ouvrage qu'un traité de nos eaux.

Rhumatismes, goutte, tumeurs blanches.

Nous venons d'examiner le mode de traitement, par nos eaux, des lésions des centres nerveux, sous l'influence desquelles se développent la plupart des paralysies; abordons succintement un autre genre d'infirmités ordinairement moins graves, mais généralement plus douloureuses.

Les rhumatismes chroniques, la goutte et les tumeurs blanches que l'on traite si avantageusement à Plombières, sont des inflammations qui ont leur siége tantôt dans les muscles, tantôt dans le système fibreux, les aponévroses et les ligamens; tantôt dans les séreuses des articulations, qui souvent envahissent les cartilages et les os, changent parfois de siége et peuvent se fixer sur les organes les plus importans. Ces inflammations reconnaissent ordinairement pour cause l'action du froid sur la peau, des exercices trop violens ou des sympathies morbides de la muqueuse gastro-intestinale. (*) Dans ce dernier cas il faut que le traitement de la gastrite marche en première ligne.

(*) L'inflammation des autres muqueuses peut également développer secondairement ces affections.

Lorsque la maladie est très-douloureuse et le malade très-excitable, indépendamment d'un régime doux, indispensable au succès du traitement de toutes les irritations morbides, on ne doit prescrire d'abord que les bains tempérés plus ou moins longs, et s'ils ne suffisent pas pour calmer les douleurs ou l'inflammation, on aura recours alors aux saignées générales ou locales (*), suivant l'indication, et parfois aux opiacés tant à l'intérieur qu'à l'extérieur; mais on n'administre ces derniers remèdes, surtout à l'intérieur, qu'alors que le tube intestinal sera sain, et que le cœur ne sera point trop développé.

Lorsque, par l'emploi plus ou moins modifié de ces différens moyens, l'on aura obtenu un calme suffisant, alors des bains très-chauds, mais courts, des douches également très-chaudes, et des étuves produiront la révulsion la plus avantageuse qu'il faudra seconder quelque fois encore par les saignées.

Souvent dans ces maladies l'on peut se passer de saignées et de préparations pharmaceutiques, nos bains alors ont seuls l'honneur de la cure.

L'exercice est fort convenable dans toutes celles de ces maladies qui n'ont pas envahi les membres abdominaux, car dans ce cas, le repos le plus complet devient parfois nécessaire; mais l'action des eaux, un régime un peu sévère, des frictions sur la peau, et l'espoir d'une prompte guérison, s'opposent à ce que ce repos compromette la santé générale.

(*) Souvent on doit débuter par la saignée, dans le traitement de ces affections, et faute de le faire, nos eaux, d'utiles qu'elles devaient être, peuvent devenir très-nuisibles.

Lorsque les malades, en proie à ces affections, peuvent être soumis à un traitement dérivatif puissant, aux bains chauds, aux douches et aux étuves, il faut ajouter la boisson de l'eau thermo-minérale; elle est parfaitement indiquée. Son action se propage tant par continuité de tissus que par l'intermédiaire du cerveau et du cœur des premières portions du tube digestif à la peau, et elle produit souvent ainsi la plus heureuse dérivation.

1.re Observation. (*Sciatique.*)

M. de B..... avait une sciatique très-douloureuse que l'on avait essayé de combattre à l'aide de l'essence de thérébentine prise à l'intérieur. Ce médicament avait amené une violente gastro-entérite qui, passant à l'état chronique, réagit assez puissamment sur l'encéphale pour produire le *tœdium vitæ*. Un traitement rationnel fit disparaître ce fâcheux symptôme, résultat si commun de la médecine incendiaire de nos voisins d'outre mer. Cependant la gastrite, quoique moins intense, existait toujours, et la sciatique causait de vives douleurs. On conseilla nos eaux à M. de B....., il vint à Plombières en 1826, âgé de 35 ans; il était maigre, jaune, faible; toutes les digestions étaient douloureuses, et la sciatique le réduisait pour l'exercice aux promenades à cheval ou en voiture.

La gastro-entérite me parut devoir nécessiter les premiers soins; je lui opposai un régime doux, des bains tempérés et prolongés, et l'air de nos montagnes. Des linimens huileux, des applications de ventouses scarifiées et des vêtemens chauds, modérèrent en même temps la douleur de la cuisse malade. Bientôt le tube intestinal s'améliorant, je pus administrer les bains chauds, les douches et les étuves. Ces différens moyens avaient rendu, en 40 jours, à M. de B...., la gaîté et les forces.

Les fonctions digestives n'éprouvaient plus de trouble notable; mais la sciatique, quoique moins douloureuse, existait toujours. J'aurais désiré que ce malade put prolonger encore l'usage des eaux; mais obligé de retourner à son régiment, bientôt sa sciatique se montra aussi douloureuse que jamais: il crut avoir complètement perdu son temps à Plombières. Ces douleurs furent les dernières, bientôt à cet orage succéda le calme le plus parfait. J'ai revu M. de B.... une année après, il jouissait de la plus parfaite santé.

2.e Observation. (*Sciatique.*)

M. G...., du Tholi, âgé de 46 ans, d'un tempérament éminemment lympatique, était tourmenté, depuis plusieurs années, par une sciatique en apparence très-grave. Depuis un an elle avait réduit ce malade à marcher aux crosses. Monsieur, m'ayant consulté, je remarquai chez lui une peau blafarde, l'estomac me parut sain, mais la circulation pulmonaire était gênée et le cœur présentait tous les symptômes de l'hypertropie; la cuisse et la jambe droite ne servaient au malade qu'à lui faire éprouver de violentes douleurs. Le premier jour je prescrivis à M. G..... un demi-bain chaud et à la sortie de ce bain un verre d'eau thermale. Sous l'influence de ce bain, ses douleurs de sciatique diminuèrent beaucoup, la respiration fut plus facile ; le lendemain un bain entier produisit une amélioration encore plus marquée ; le quatrième jour Monsieur put se passer de crosses. Il retourna à pied chez lui, au bout de quinze jours, et des vêtemens de laine sur la peau ont consolidé cette cure remarquable.

3.e OBSERVATION. (*Tumeur blanche.*)

M.lle Thérèse V....., de la commune du Val-d'Ajol, avait été guérie de la galle à l'aide d'onguent citrin (*), au mois de janvier 1824 ; elle avait alors deux ans et demi ; bientôt après l'articulation fémoro-tibiale se tuméfia avec augmentation de chaleur ; bientôt aussi la petite malade fut obligée, en marchant, de décrire un demi-cercle avec le membre affecté ; enfin, à la fin de l'année sa jambe restait à demi-fléchie sur la cuisse ; ce fut dans cet état que ses parens me l'amenèrent. J'employai d'abord le traitement antiphlogistique ; les sangsues, les ventouses scarifiées, les cataplasmes émolliens ayant suffisamment diminué l'inflammation, j'eus alors recours à nos eaux. Douze douches chaudes terminèrent cette cure qui ne dura en tout que 41 jours et qui fut faite au milieu de l'hiver.

4.e OBSERVATION. (*Tumeur blanche.*)

M.lle M.te de V...., âgée de 27 ans, d'un tempérament lympathique sanguin, avait contracté, à la suite

(*) Cet onguent, qui a tous les inconvéniens des préparations mercurielles, est très-dangereux, surtout lorsqu'on l'emploie chez les enfans qui sont naturellement disposés aux inflammations strumeuses, que le mercure favorise avec une si funeste efficacité.

d'une chûte sur le genou droit, une tumeur blanche de cette partie qui avait résisté pendant trois ans au traitement antiphlogistique et à plusieurs applications de moxa.

Lorsqu'elle vint à Plombières, pendant l'été de 1825, cette malade ne pouvait marcher qu'à l'aide de crosses; l'articulation était considérablement tuméfiée, la jambe était à demi-fléchie sur la cuisse; les veines sous-cutanées étaient très-apparentes, l'ancienneté de la maladie et sa persistance, malgré le traitement le plus rationnel, faisaient craindre que l'on ne fut obligé de recourir à l'amputation de la cuisse : mais nos bains, nos douches, dont je modérais l'action par des applications de sangsues et de ventouses scarifiées, produisirent, en 40 jours, une amélioration assez marquée pour me faire espérer une guérison complète. L'année dernière le même traitement a mis Mademoiselle à même de marcher facilement sans crosses ni béquilles : cependant un reste de tuméfaction dans les extrémités des os et dans les ligamens de l'articulation, nécessitera probablement un troisième voyage à Plombières de la part de cette demoiselle, d'autant plus digne d'intérêt, qu'indépendamment de sa maladie, elle est dans un état voisin de l'indigence.

5.e Observation. (*Tumeur blanche.*)

Sébastien Toussaint, indigent de la commune de Belle-Fontaine, âgé de 14 ans, d'un tempérament lymphatique, commença à se plaindre, à la fin de l'été dernier, de douleurs dans l'articulation du bras droit et de l'avant-bras. Bientôt cette articulation commença à se tuméfier, et dès le mois de novembre elle était très-chaude et très-douloureuse. Cette maladie alla toujours en empirant jusqu'au vingt janvier ; alors l'articulation était cinq ou six fois plus volumineuse que l'autre ; les veines sous-cutanées étaient très-développées et très-apparentes, le bras était considérablement atrophié ; l'avant-bras, à demi-fléchi sur lui, ne pouvait exécuter aucun mouvement ; le malade, maigre et pâle, accusait une douleur constante à l'extrémité supérieure de l'olécrâne, cette douleur se propageait parfois jusqu'à l'épaule ; lorsqu'il voulait élever un peu la main, il portait son bras en arrierre pour profiter de l'impulsion que ce dernier recevait lorsqu'il était ensuite abandonné aux simples lois de la gravité.

Des applications de sangsues et de ventouses scarifiées, des cataplasmes émolliens, des bains généraux, de 28 degrés Réaumur, une habitation et des vêtemens chauds, une nourriture douce et analeptique, diminuèrent beaucoup la tuméfaction et firent disparaître les douleurs ; mais après six semaines de traitement, l'amélioration restant stationnaire, je fis prendre à ce jeune homme les bains de 78 degrés Réaumur et de 8 à 14 minutes de durée ; il les supporta parfaitement bien pendant quinze jours (*). Alors le bras avait repris

(*) Quoique les bains tempérés calmassent toujours les douleurs, cependant ils augmentaient constamment le volume de l'articulation malade, et il ne fallait pas moins que toute la journée et toute la nuit pour dissiper cette augmentation de volume, due à l'absorption. Les bains très-chauds, au contraire, diminuaient considérablement ce volume. Ce dernier résultat n'était point dû seulement à l'accroissement de l'exhalation cutanée ; il était produit encore par la révulsion qui se faisait sur la peau, puisqu'en même temps que l'articulation diminuait, les muscles du bras augmentaient dans une proportion inverse.

son premier volume; depuis long-temps les douleurs étaient oubliées; Toussaint portait facilement sa main sur sa tête, mais l'articulation était ankilosée: cette articulation n'avait plus alors qu'un demi-pouce de circonférence de plus que l'autre; je jugeai le malade guéri, et dans le fait il est maintenant domestique chez un cultivateur de sa commune, et l'amélioration, qu'il a dû à nos eaux, s'est continuée jusqu'aujourd'hui.

Inflammation des muscles, des tendons, des os et des cavités synoviales, par suite de fractures et de luxations.

L'inflammation, suite nécessaire des fractures des os, se propage souvent aux muscles et aux tendons qui avoisinent l'os fracturé, et sous son influence, les organes engorgés et durcis ne peuvent plus qu'imparfaitement remplir leurs fonctions. Souvent, et surtout dans les fractures comminutives, l'inflammation s'entretient dans les os eux-mêmes et produit des exostoses; d'autres fois, l'inflammation s'étant propagée dans une articulation voisine, les surfaces synoviales deviennent adhérentes, et l'ankylose a lieu. Ces différens accidens sont aussi déterminés par les entorses, les luxations, et en général par toutes les causes capables d'irriter primitivement ou par sympathie ces organes. Il sont un des résultats les plus ordinaires des tumeurs blanches que nous avons rapidement examinées dans le chapitre précédent. Nos eaux les combattent avec le plus grand succès.

1.re OBSERVATION.

M. G...., vint à Plombières en 1825, pour diminuer les douleurs et la claudication qu'il devait à une fracture ancienne du péronné vers son extrémité inférieure; fracture qui, mal réduite, avait développé, entre autres accidens, l'ankylose de l'articulation de la jambe et du pied. Cette articulation, malade encore, rendait la marche très-douloureuse. Je bornai le traitement de ce malade aux bains chauds et aux douches. Ces moyens, employés pendant trois semaines seulement, suffirent pour guérir l'inflammation des os, et s'ils ne purent détruire l'ankilose, au moins débarrassèrent-ils, pour toujours, Monsieur, des douleurs que la marche lui faisait éprouver auparavant.

2.e OBSERVATION.

M.me P....., de Nancy, boitait, depuis un an, par suite d'une fracture du tibia vers la partie inférieure de cet os. Cela tenait à un reste d'inflammation de l'articulation de la jambe et du pied, inflammation due autant à la fracture qu'à une entorse qui l'avait accompagnée. Quelques bains et quelques douches suffirent pour délivrer Madame de son infirmité.

Inflammation chronique des reins et de la vessie. (Gravèle et catarrhe vésical.)

Nous avons vu, dans les notions générales sur le mode d'action de nos eaux, que la peau, le foie, les poumons et les reins sont spécialement chargés de séparer du sang différentes substances inutiles ou nuisibles à l'économie, et que ces organes peuvent, jusqu'à un certain point, se suppléer l'un l'autre. Nous avons vu aussi qu'alors que les fonctions de l'un de ces organes diminuent d'une manière trop marquée, celles des autres, vicieusement accrues, deviennent ainsi des causes de maladies, toutes inflammatoires.

Lorsque l'habitation d'une maison humide, le défaut d'exercice, des passions tristes diminuent l'action de la peau, d'une manière durable, si des phlegmasies des poumons ou des intestins et du foie n'en sont pas le résultat, les personnes, soumises à l'influence de ces causes morbides, sont encore exposées aux inflammations des reins et de la vessie, inflammations qui, dans ce cas, ont une grande tendance à affecter la forme chronique. L'inflammation chronique de ces organes est déterminée souvent aussi par une nourriture trop animalisée.

C'est à ce genre de nourriture que les reins doivent, ainsi que l'a constaté le savant Magendie, la propriété de former l'acide urique, base de la plupart des calculs et des graviers urinaires; ce corps manque totalement dans l'urine des animaux herbivores, et l'on en augmente ou l'on en diminue à volonté les proportions dans celle de l'homme, en le nourrissant de substances plus ou moins animalisées.

L'abus des plaisirs vénériens, les maladies des organes génitaux, les inflammations du tube intestinal, développent fréquemment des cystites et des néphrites chroniques.

Quelle que soit la cause qui détermine ces maladies, nos eaux sont un des plus puissans moyens de les combattre; mais pour que leur action ait le plus d'efficacité possible, il est nécessaire de les seconder par un régime d'une sévérité proportionnée à l'intensité du mal. Ce régime, en faisant disparaître l'acide urique, ou du moins en en diminuant beaucoup la proportion, peut déjà, à lui seul, guérir la gravèle, symptôme si douloureux de la plupart des néphrites chroniques. Il peut prévenir aussi la formation de la pierre, accident plus déplorable encore.

Dans les cystites et les néphrites chroniques, nos eaux minérales, froides ou chaudes, suivant les cas, conviennent parfaitement en boisson; plus alors les malades pourront en digérer, et mieux ils s'en trouveront. En effet ces eaux, légèrement alcalines, en pénétrant à travers les intestins dans la vessie, étendent l'urine secrétée par les reins, s'opposent à la précipitation de l'acide urique qu'elle contient, et produisent, lors de leur sortie, un jet considérable, qui entraîne facilement les graviers antérieurement formés. Ces graviers auraient pu, sans cela, irriter long-temps encore la muqueuse vésicale, devenir même le noyau de calculs plus considérables, ou ne sortir enfin, qu'en labourant bien plus douloureusement le canal de l'urètre.

Les bains chauds, les douches générales et locales, sont aussi fortement indiqués dans ces maladies. Sous ces dernières formes, notre eau minéro-thermale excite la peau par sa température, par les sels qu'elle contient et par le choc plus ou moins violent de la douche; elle produit ainsi la révulsion la plus avantageuse. On sait qu'elle agit encore directement sur la vessie, lorsque, pénétrant dans l'économie, sous l'empire de l'absorption, elle se rend dans ce viscère.

Mais quelqu'avantageuse que soit l'action de nos eaux contre les cystites et les néphrites chroniques, on doit souvent leur ajouter, indépendamment du régime, le secours si puissant des saignées locales. Les applications de ventouses scarifiées ou de sangsues sur les régions lombaires, hypogastriques et périnéales, impriment souvent au traitement la marche la plus rapide et la plus heureuse.

Observation.

M. le baron D....., anglais, d'un tempérament lymphatique, âgé de 65 ans environ, vint à Plombières en 1826, pour se guérir d'un catarrhe de la vessie, fort ancien et assez grave. Son urine était abondante, mais puriforme et très-fétide; il éprouvait souvent, et surtout lorsque la température devenait humide et froide, des douleurs gravatives à l'hypogastre et dans les lombes; elles étaient alors fréquemment suivies de difficulté d'uriner. Je prescrivis à ce malade l'abstinence de liqueurs fortes et de viandes noires, la boisson de l'eau savonneuse et du petit lait, des bains chauds, et tous les deux jours des ventouses scarifiées sur les régions lombaire et hypogastrique. Je lui fis porter sur la peau des vêtemens de laine, et je lui recommandai un exercice modéré mais soutenu.

Sous l'influence de ce traitement, M. D.... obtint en quelques jours une si grande amélioration, que son urine, revenue parfaitement transparente, ne laissait pas même apercevoir d'énéorème; mais ne pouvant résister à l'attrait qu'avaient pour lui les viandes noires et les vins généreux, il n'obtint qu'un soulagement momentané, au lieu d'une guérison solide. Il n'est pas possible de guérir un malade qui s'obstine à demeurer sous l'empire des causes qui ont développé son mal.

Inflammation de la muqueuse utéro-vaginale et des ovaires (fleurs blanches, squirrhes du vagin, de l'utérus et des ovaires).

Il ne nous reste plus maintenant qu'à examiner les inflammations chroniques des organes de la génération, sous le rapport de leur traitement, par les eaux de Plombières.

Quoique la balanite, l'urétrite et l'orchidite puissent être bien avantageusement traitées par nos eaux, cependant il est rare qu'elles deviennent indispensables à la cure de ces affections morbides; aussi n'envoie-t-on ordinairement à Plombières, pour les maladies des organes génitaux, que des femmes affectées d'inflammations chroniques du vagin, de l'utérus ou des ovaires.

Le médecin remontera, autant que les circonstances le lui permettront, aux causes qui ont développé ces inflammations. Souvent elles sont idiopathiques, souvent aussi elles ne sont que symptomatiques. Dans ce dernier cas il combattra surtout la maladie principale, employant contre-elle tous les moyens que lui fournit la science, et parmi ces moyens nos eaux peuvent souvent tenir le premier rang.

L'inflammation chronique de la muqueuse utéro-vaginale produit ordinairement les fleurs blanches ou leucorrhées. Souvent cette affection n'est long-temps qu'une simple incommodité; souvent aussi, se propageant par sympatie dans tout l'appareil splanchnique, elle produit l'hystérie : d'autres fois cette inflammation détermine les squirrhes et les cancers utérins, maladies affreuses qui ne reconnaissent jamais d'autres causes. Cette inflammation, qui détermine si souvent la stérilité, se propageant dans les ovaires, peut soumettre aussi ces organes à la dégénérescence cancéreuse.

Quelque légère en apparence que soit l'irritation morbide du vagin, de l'utérus ou des ovaires, le médecin éclairé la considérera toujours comme une maladie grave exigeant les soins les plus suivis. Il la poursuivra par l'éloignement des causes qui la déterminent, et par tous les moyens que l'art indique. Si elle résiste aux remèdes ordinairement employés contre elle, c'est le cas alors de recourir à nos eaux.

Indépendamment des prescriptions hygiéniques convenables, j'emplois d'abord, contre cette affection, les bains plus ou moins chauds, suivant l'impressionnabilité de la malade, des injections émollientes, puis des douches soit sur les régions hypogastrique, lombaire et sacrée, soit sur toute l'habitude du corps. Bien souvent je suis obligé d'ajouter à tous ces moyens les saignées ordinairement locales et dans les cas graves, j'ai recours aussi aux médicamens opiacés. Quelquefois, pour continuer la révulsion de nos eaux, un cautère ou un séton sont du plus heureux effet.

1.re Observation.

M.me de B..... vint cette année à Plombières pour se guérir des fleurs blanches, qui depuis plusieurs années résistaient à une foule de moyens pharmaceutiques, elles étaient tellement abondantes, que Madame se voyait forcée d'avoir recours à un vêtement particulier. Les médecins qui l'avaient soignée avaient envisagé sa maladie tantôt comme le résultat d'un vice herpétique (*), tantôt comme produite par l'acrimonie des humeurs ; pour moi je ne vis, dans cette affection, qu'une inflammation chronique de la muqueuse utéro-vaginale, et je prescrivis, pour la combattre, des injections émollientes et des bains chauds. En quatre jours les fleurs blanches avaient disparu.

Pour consolider cette cure, Madame prit quelques douches, et afin que la suppression si prompte, d'une évacuation ancienne et aussi considérable, ne devienne pas cause d'autres inflammations, indépendamment d'un régime doux et peu réparateur, et d'un exercice proportionné aux forces de la malade, Madame, d'après mes conseils, se fit appliquer quelques sangsues à l'anus, et quitta Plombières parfaitement guérie.

2.e Observation.

Un squirrhe, de la partie supérieure du vagin, du col et du corps de l'utérus, amena M.me B..... à Plombières à la fin de l'été de l'année 1825. Elle était encore réglée ; mais dans l'interval des règles elle avait des fleurs blanches assez abondantes. Cette dame, âgée de 36 ans, était d'un tempérament sanguin ; elle avait menée une vie toujours fort active ; et elle rapportait l'origine de son mal à une maladie syphilitique, guérie huit années avant, par M. Culerier, et à de grands chagrins.

(*) Madame n'avait jamais eu de dartres.

Lors de son arrivée à Plombières, Madame souffrait de fortes douleurs; le médecin qu'elle consulta, très-malade lui-même, ne put la suivre autant que le nécessitait son état, et les vingt premiers jours qu'elle passa dans notre ville furent perdus pour elle.

Les bains et l'eau thermale en boisson, au lieu de diminuer ses souffrances les avaient encore aggravées. Lorsque Madame me consulta, je reconnus un squirrhe utéro-vaginal très-développé; le col de l'utérus, dilaté et rugueux, offrait plusieurs végétations morbides, dont quelques-unes égalaient une noix en grosseur; on en trouvait de semblables dans la partie supérieure du vagin; l'utérus était très-développé, et sa pression sur le rectum gênait la libre sortie des fécès.

Vingt-cinq sangsues à l'hypogastre, enlevèrent les violentes douleurs que Madame éprouvait, et qui depuis long-temps ne lui laissaient plus aucun repos. Je lui défendis la boisson de l'eau minéro-thermale, et je lui fis prendre des bains plus longs et moins chauds. Tous les trois jours je fis appliquer des ventouses scarifiées sur les régions, lombaire, sacrée et hypogastrique. Un régime doux etl e repos vinrent seconder ces moyens qui, en six semaines, avaient considérablement diminué le volume du squirrhe, en lassant à Madame l'intégralité de ses forces. Les végétations du col de la matrice et du vagin étaient presqu'entièrement effacées; les sels étaient faciles, et Madame n'éprouvait plus aucune douleur.

Forcée de retourner à Paris, au lieu de se conformer à mes recomamndations, Madame fit à pied les courses les plus fatigantes, vaqua à tous les détails de son commerce et de son ménage, et se nourrit des alimens les plus substantiels.

Sous l'empire de ce régime de vie, deux mois après l'usage des eaux, les douleurs revinrent aussi fortes que jamais; bientôt le squirrhe s'ulcéra, Madame revint alors à Plombières. Le cancer, qui s'était développé, avait envahi le rectum. Je ne pus, dans un cas si grave, employer que des palliatifs, Cette maladie devint bientôt mortelle, tandis que sans ses nombreuses imprudences, tout permettait à Madame d'espérer, sinon une guérison complette, aumoins une amélioration durable. Les perscriptions, les mieux indiquées, ne peuvent rien contre l'indocilité des malades.

NANCY, IMRPIMERIE DE F. BACHOT, RUE SAINT-DIZIER, N.° 96.

TABLE DES MATIERES.

www.ingramcontent.com/pod-product-compliance
Ingram Content Group UK Ltd.
Pitfield, Milton Keynes, MK11 3LW, UK
UKHW031933260826
14628UKWH00004B/1593

9 782019 657949